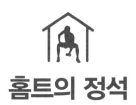

홈트의 정석

홈트의 정석

HOME
TRAINING

수피 지음

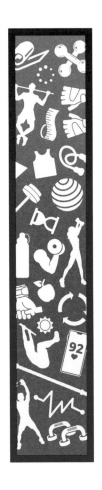

한문화

이제 사람들은
나만의 공간에서 운동하기를 원한다

몇 년 전, 블로그를 자주 방문하는 젊은 트레이너 지망생이 앞으로의 피트니스 업계와 트레이너라는 직업의 전망을 물어본 일이 있습니다. 제가 피트니스 업계에 본업을 둔 사람은 아니니 아마도 제삼자로서의 견해가 궁금했겠죠.

당시 제 대답은, '집 안에 개인 헬스장을 가지려는 사람이 많아질 것이고, 트레이너들은 출장 서비스나 온라인 코칭으로 방향을 넓혀야 할 것'이었습니다. 여기서 개인 헬스장이란 단순히 집에서 운동한다는 게 아니라 말 그대로 집에 헬스장을 차린다는 의미입니다.

그렇게 답했던 근거는 당시 건축의 트렌드 때문이었습니다. 신축 아파트와 교외 단독주택을 중심으로 집 안에서 모든 것을 해결한다는, 이른바 '올인홈All in Home' 개념이 뜨고, 사람들은 나만의 공간을 원하기 시작했습니다. 극장을 가거나 거실에서 가족이 함께 TV를 보기보다 각자 방에서 넷플릭스 등 OTT로 영화를 보고, 언택트 비즈니스 업계를 중심으로 재택근무도 시작되는 분위기였죠.

해외에서는 더 일찍 홈짐 문화가 활성화되면서 그들을 대상으로 한 온라인 코칭 서비스가 빠르게 확장해가는 분위기였고요. 우리나라에 이런 홈짐 트렌드가 들어오는 건 시간문제였습니다.

과거에 우리나라에도 홈 트레이닝 개념은 있었지만, 당시는 트레드밀 혹은 실내 자전거를 들여놓거나 에어로빅 같은 맨몸운동을 따라 하는 수준이었죠. 집 안에 헬스장용 장비를 들여놓고 고강도로 운동하는 수준까지는 아니었습니다. 그러던 것이 몇 년 전부터 철봉이나 덤벨, 바벨 등을 들여놓는 사람들이 늘어났고, 최근에는 치닝디핑으로 시작해 랙 등을 들이고 거실 일부나 방 하나를 아예 운동 공간으로 두는 사람들이 늘었습니다. 주문한 운동 기구를 배송받기까지 꽤 긴 시간을 대기해야 할 만큼 홈짐 장비 업계도 호황을 맞고 있죠.

이런 변화가 최근 코로나 사태 때문이라고 보는 시선도 있지만, 헬스장을 집 안으로 옮겨 나만의 공간에서 운동하려는 트렌드 자체는 세계적으로 이미 몇 년 전부터 진행 중이었죠. 코로나 사태는 이 변화를 가속시킨 요인에 불과합니다.

변화의 원인은 많습니다. 해외에서는 SNS나 개인주의의 영향일 수도 있고, 특히 우리나라의 경우 협소한 공용 헬스장에서 불가피하게 벌어지는 다른 회원들과의 마찰, 장비를 놓고 벌어지는 경쟁도 사용자들을 지치게 하는 게 사실이니까요.

지금까지 국내의 홈 트레이닝 자료들은 대부분 맨몸운동이나 다이어트가 목적인 저강도 운동 혹은 초보자 대상의 것들이었습니다. 이런 운동도 나름의 장점이 많지만, 맘먹고 몸을 만들려는 분들이 원하는 내용은 아닐 수도 있습니다. 그래서인지 필자의 블로그에도 '이미 높아진 대중의 눈높이에 맞춘 홈 트레이닝'에 관해 책을 쓸 생각이 없냐고 요청하는 분들이 많았습니다. 저 역시 본업이 있다 보니 시간을 비롯한 여러 사정상 소소한 홈짐을 만들어 20여 년간 헬스장 운동과 병행하기도 했고요. 이 책은 그분들께 드리는 저의 답글이라고 할 수 있겠습니다.

이 책은 '홈 트레이닝=맨몸으로 운동하려는 초보자'라는 관점을 벗어나려고 합니다. 운동을 막 시작하려는 초보자를 포함해 헬스장을 다니다가 이런저런 이유로 장소만 집으로 옮기려는 분, 기존에 맨몸운동 위주로 했지만 기구를 병행해 강도를 높이려는 분, 다른 종목 운동을 위주로 하면서 보조적인 근력운동을 통해 경기력을 높이려는 분들까지를 대상으로 했습니다. 전작들인 '헬스의 정석' 시리즈와 달리, 이론 부분을 배제하고 실전 운동법 위주로 다룹니다.

이 책 전반에 깔린 전제는 아래와 같은 '홈 트레이닝만의 특수성'입니다.

- 장비의 한계
- 소음과 진동이라는 공간적 제약
- 궁금할 때 물어볼 지도자가 없는 상황
- 혼자 운동할 때의 안전 문제
- 운동을 계속할 동기와 의지가 지속되지 않는 문제

이런 전제 하에서 목표로 삼은 건 '어떻게 해야 헬스장에 가는 것 못지 않게 제대로 운동할까?' 하는 것이었습니다.

일단 비용과 공간을 낭비하지 않고 최대한 효율적인 홈짐을 구성하는 법으로 시작해 운동에 대한 최소한의 기초 상식을 설명합니다. 그 뒤에 구체적인 운동법을 소개합니다. 맨몸운동부터 철봉 등 대중화된 운동 용품으로 할 수 있는 운동을 실었고, 바벨이나 덤벨, 벤치 등 기본적인 기구 홈짐을 갖춘 분들이 필수로 해야 할 종목도 함께 담았습니다. 마지막에는 홈 트레이닝 프로그램의 큰 그림을 제시합니다.

이 책에서 다룬 운동법만으로도 남들에게 밀리지 않고 멋진 몸과 강한 힘을 과시할 수 있으리라 확신합니다. 홈 트레이닝이라는 다소 제한적인 영역에서 실전 운동법으로 이 책을 참고한 후, 지식과 방법의 폭을 넓히고 깊이 있게 공부하고자 한다면 '헬스의 정석' 시리즈를 권합니다. 《헬스의 정석 – 이론편》은 운동 전반의 이론을 다루고, 《헬스의 정석 – 근력운동편》은 근력운동의 이론과 방법, 운동 프로그램 구성법을 다룹니다. 《다이어트의 정석》은 체중감량부터 벌크업까지, 몸만들기를 위한 식사관리 플랜의 전반을 다룬 책입니다.

지금까지 출간한 책들에는 제가 지난 25년간 운동하면서 겪은 시행착오와 경험이 오롯이 담겨 있습니다. 이 책을 읽는 모든 분들이 제가 지나온 길을 참고삼아 빠르게 발전해 저를 따라잡거나 앞서 가시기를 진심으로 기원합니다.

2021년 여름

수피

CONTENTS

Chapter 02 운동하기 전에 뇌부터 풀기

Chapter 03 홈트 최적의 근력운동

Chapter 04 **상황별 홈트 프로그램**

쉬어가기

홈
트레이닝

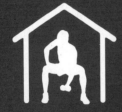

HOME
TRAINING

마인드

홈트가 어려운 건 기구가 없어서가 아니라 마음의 문제입니다. 헬스장이나 체육관은 본전 생각에 혹은 단체 시설 특유의 활기차고 시끌시끌한 분위기에 기계적으로 운동하게 되지만, 홈트는 의지력 하나로 운동을 완수해야 합니다.

저를 포함해 대부분의 사람들은 집에 들어가면 달콤한 휴식에 빠져 운동할 마음을 먹기가 쉽지 않습니다. 정말로 홈트를 하겠다고 결심했다면 미리 마음부터 다잡는 단계가 반드시 필요합니다.

01
홈트? 이 꽉 물고 시작하자

홈 트레이닝, 요즘 말로 홈트는 이름 그대로 집에서 하는 운동입니다. 집에서 운동할 수 있다는 말은 정말 솔깃하게 들립니다. 헬스장에 오가는 시간을 낭비하지 않고, 다른 회원과 생기는 마찰도 피할 수 있습니다. 최근 들어서는 질병 감염을 최소화할 수 있다는 장점이 부각되면서 사람들의 관심을 받기도 했죠.

하지만 혼자 하는 운동과 홈짐을 선호하는 현상은 소위 욜로YOLO(You Only Live Once.) 문화와 함께 최근 국내외에서 부쩍 부각되는 트렌드였습니다. 이번에 감염병 사태로 가속화했을 뿐이죠.

홈트의 장밋빛 이미지가 모든 상황에 통하는 건 아닙니다. 운동을 전혀 안 해본 초보자라면 더더욱 그렇죠. 생전 안 해본 무언가를, 그것도 가르치는 사람 없이 혼자 한다는 건 수십 배의 노력과 연습, 공부가 필요합니다. 학교나 학원을 다닌 학생과 독학생 중 누구의 수능 평균이 잘 나올지는 말할 필요도 없습니다.

공교육에서 체육 과목이 사실상 전멸한 우리나라 현실에서 대부분의 일반인은 성인이 될 때까지 변변히 운동을 접할 기회가 없습니다. 운동은 청소년기 이전의 운동신경 발달이 중요한데, 이미 골든타임을 놓친 상황에서 '맨땅에 헤딩'하듯 운동을 시작해야 하죠. 이게 문제입니다. 막상 여유가 생겨도 운동할 준비가 안 돼 있다는 거니까요. 많은 사람들이 온라인을 뒤져가며 좋다는 운동을 대충 따라 하면서 체계 없이 근력운동과 유산소운동을 시작합니다.

　현실적으로 볼 때, 운동 경험이 없는 사람의 1순위 선택지는 전문가에게 1대1로 배우는 것입니다. 가장 빠르고 효율적이죠. 문제는 경제적인 부담이 크고, 좋은 트레이너를 만나기도 쉽지 않다는 현실입니다. 이때도 커뮤니티를 돌며 마우스 클릭질 손품을 팔고, 주변 헬스장 등을 돌며 발품을 파는 노력이 필요합니다.

　다음 선택지는 헬스장이든 크로스핏 짐이든 공동 운동시설에서 시작하는 방법이 있습니다. 어깨너머 눈동냥이라도 할 수 있고, 헬스장의 '머신'은 바벨(역기)이나 덤벨(아령)보다는 배우기 쉬워 근육 다루는 감을 익힐 수 있습니다. 운이 좋다면 친절히 가르쳐주는 헬스장 사장님을 만날 수도 있고, '터줏대감 고수님'에게 도움을 받기도 합니다.

　이때도 문제는 있죠. 운 없으면 터줏대감 꼰대나 진상을 만날 위험도 있습니다. 실제로 잘 다니던 헬스장을 그만두는 원인의 상당수는 기구나 돈 문제가 아니라 '사람'입니다. 최근 많은 사람들이 헬스장을 때려치우고 '근사한 홈짐'을 열망하는 이유도 사람 때문이죠.

　그럼 홈트는 어떨까요? 깡초보, 요즘 말로 '헬린이'가 독학으로 홈트를 시작하는 건 쉬운 일이 아닙니다. 가장 심각한 문제는 뭘 잘못하는지조차 모른다는 점입니다. 잘못 시작한 운동이 몸에 굳어지면 어긋난 첫 단추처럼 두고두고 속을 썩이기도 합니다.

　홈트 자체의 한계도 있습니다. 기구에 제약이 많고, 공동주택은 층간소음 문제가 심각합니다. 제대로 된 홈짐을 꾸미고 싶다면 헬스장 몇 년치 회비 이상의 비용도 감수해야 합니다. 그렇다 보니 지금까지의 홈트 자료들은 대개 돈 안 드는 맨몸운동에 초점을 맞춘 경우가 많지만, 맨몸운동도 그 나름의 핸디캡이 있습니다.

이 책에서는 '홈 트레이닝=맨몸운동(?)'이라는 단편적인 기준에서 벗어나려 합니다. 또한 홈트는 집에서 '만' 운동한다는 의미도 아닙니다. 주기적으로 헬스장을 다니는 분들도 이런저런 사정으로 집에서 혹은 여행지에서 운동해야 할 때가 많습니다. 이런 때 전문적인 기구 없이 할 수 있는 운동법도 필요합니다. 기존 운동의 변형뿐 아니라 일상에서 쉽게 접할 수 있는 소도구와 생활용품 등을 활용한 중량운동까지 폭을 넓혀서, 헬스장에 다닐 때에 비해 결과에서 크게 부족함이 없는 운동법을 소개하려고 합니다.

02
홈트에 성공할 사람, (아직) 해선 안 될 사람

홈트의 성과는 극과 극으로 갈립니다. 작심삼일의 전형으로 며칠 만에 흐지부지 실패하는 케이스가 있는 반면, 헬스장 혹은 PT숍을 마음먹고 다녔을 때보다 시간을 절약하고 스트레스도 덜면서 좋은 성과를 거두는 분들도 있습니다.

　거짓말 절반 보태면, 90% 정도는 시작할 때 대충 결과를 예상할 수 있습니다. 여기서 실패한다 해서 앞으로도 계속 실패한다는 의미는 아닙니다. 시작하는 방법과 단계를 잘못 잡았을 뿐입니다. 뒤에 적을 방법으로 새로 시작하면 성공하는 진영으로 옮겨 탈 수 있습니다.

　아래의 체크리스트를 보고 본인이 바로 홈트를 시작해도 될지, 아니면 좀 더 준비가 필요할지 확인해 보시기 바랍니다.

홈트에 실패하기 쉬운 사람

- 어제오늘 아무 운동도 안 했다.
- 항상 새 운동기구, 보충제 구매로 운동을 시작한다. 이번에 찾은 건 정말 괜찮아 보여서 또 주문했다. 도착하면 그때 운동을 시작할 계획이다.
- 운동 계획, 이론을 찾으며 며칠째 검색과 연구 중이다. 계획이 완벽해지면 그때 운동할 참이다(안타깝게도 그런 날은 영영 안 온다).
- 4주 후면 어떤 몸짱으로 변신할지 기대가 크다.

홈트에 성공할 사람

- 운동을 몇 달 이상 꾸준히 지속해오고 있다. 동네 걷기든 스트렝스 트레이닝이든 요가든 종목은 상관없다.
- 운동을 안 하면 몸이 찌뿌둥하고 갑갑하다. 그냥 습관적으로 운동한다.
- 기구는 필요하다 싶으면 그때 산다. 기구가 있든 없든 오늘도 할 수 있는 운동은 찾아서라도 한다.
- 새로운 무언가를 마음먹었다면 즉시 해봐야 직성이 풀린다. 일단 맨땅에 헤딩하고, 이론 따위는 나중에 생각한다.

운동을 하거나 가르쳐 본 분들이라면 대부분 공감하는 내용일 듯합니다. 결국 관건은 운동이 몸에 배어 안 하면 갑갑하게 느끼는 단계인가입니다.

운동을 안 하면 갑갑해진다는 게 언뜻 이해가 안 된다면 목욕을 생각하시면 됩니다. 옛날 사람들에게 목욕은 귀찮은 연례행사였지만, 현대인은 하루라도 안 하면 찝찝하고 불안하죠. 하루 거른다고 죽지도 않는데 말이죠. 운동이 몸에 밴 사람에게 운동은 매일의 목욕과 마찬가지라 안 하면 갑갑하고 불안감에 지레 탈이 납니다.

위의 결과에서 실패할 것으로 예상되는 분들은 어떡해야 할까요? 가장 간단한 방법은 거창한 준비 없이, 집 가까운 곳에서 도전할 수 있는 운동부터 시작하는 겁니다. 30분 동네 걷기도 좋고, 20층 아파트 오르내리기, 뒷동산 오르기도 좋습니다. 딱 한 달만 지속한 후에 본격적인 운동을 시작할지 결정하세요.

그런데 이런 쉬운 운동도 지속하지 못하면 어떡할까요? 그렇다면 집에서 혼자 내키는 대로, 그것도 돈 안 들이고 시작해선 '절대' 안 됩니다. 등 떠밀려 강제로 하거나, 돈이 아까워서라도 운동할 수 있도록 무언가를 투자해야 합니다. 이때는 아래와 같은 선택이 있습니다.

- 강제로 따라 해야 하는 꽉 짜인 운동
- 비용이 다소 드는 운동
- 크로스핏, 스피닝, 줌바댄스처럼 단체로 하고, 제대로 안 따라가면 왕따 되는 무서운(?) 분위기의 운동
- 복싱, 주짓수처럼 몰입해서 정신을 쏙 빼놓는 격한 운동
- 비싼 개인 트레이너 고용
- 축구나 탁구처럼 누군가와 대결해서 승부를 내는 운동

이런 강제 운동을 한동안 지속하면 어느 순간부터는 '운동을 안 하면 뭔가 아쉽다'는 생각이 슬슬 들기 시작합니다. 그때 비로소 홈트를 시작할 수 있는 싹이 자라기 시작합니다.

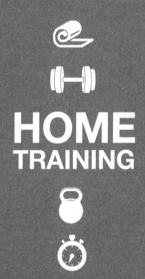

HOME
TRAINING

Chapter
01

홈짐

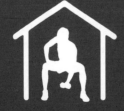

HOME
TRAINING

만들기

이런저런 고심 끝에 집에서 운동하려고 마음을 먹었습니다. 그런데 어떻게 시작해야 할까요? 아무 도구 없이 일단 맨몸으로 부딪쳐 볼까요? 아니면 간단한 도구라도 알아보고 시작할까요?

홈쇼핑, SNS의 바이럴 마케팅 등등에는 갖은 운동기구 광고가 넘쳐나는데 그 중 어떤 것이 내게 필요한 것일지, 아니면 돈만 버리고 비싼 빨래걸이가 될지 예상할 수는 없을까요? 잘 아는 트레이너나 운동 고수 친구라도 있다면 물어보겠지만 그렇지 않은 대다수의 분들을 위해 관련된 내용을 정리해 봅니다.

01
맨몸운동 vs 홈짐 기구운동

우리나라는 피트니스가 대중화된 역사가 그리 길지는 않습니다. 홈짐의 개념도 아직 대부분은 덤벨이나 밴드 등 소도구 운동에 머물고 있죠. 필자가 운영하는 블로그에도 홈트라고 하면 도구 없이 간단하게 할 수 있는 운동에 관해 묻는 분들이 많습니다.

한편으로는 도구 없이 혹은 아주 제한된 기구만으로 운동하는 '맨몸운동'을 즐기는 분들도 제법 늘었는데, 체조선수 수준의 고난이도 동작을 구사하는 고수들도 많습니다.

최근에는 여기에 또 한 추세가 늘고 있습니다. 사람 많은 헬스장에서 시간 낭비와 사람들과의 마찰을 감수하며 운동하느니, 집 안에 헬스장과 유사한 시설을 갖춰놓고 혼자 운동을 하고픈 중상급자들이 늘기 시작한 것이죠. 집 안에 놓을 수 있는 랙과 바벨, 원판, 심지어 간단한 케이블이나 머신류까지 많이 팔리고 있습니다. 즉 홈트의 개념이 과거의 맨몸운동에서 중량운동으로까지 확대되고 있죠.

맨몸운동과 중량운동을 구분하는 기준은 기구가 있는지 없는지가 아닙니다. 몸을 단련하는 수단으로 내 체중을 쓰느냐 아니면 바벨, 덤벨, 케틀벨 같은 외부 물체를 사용하느냐입니다. 여기서 둘의 결정적인 차이가 생깁니다. 체중은 거의 정해져 있지만 기구는 중량을 마음대로 바꿀 수 있기 때문이죠.

맨몸운동의 특징과 한계

맨몸운동은 기본 부하가 내 체중으로 한정됩니다. 어차피 빤한 체중을 어떻게 역학적으로 활용하느냐에 따라 철봉 위로 올라가는 머슬업처럼 고난이도 동작이 될 수도 있고, 맨몸 스쿼트나 무릎 푸시업 같은 쉬운 운동을 만들 수도 있죠.

체중을 이용한 운동은 기본적으로 체중을 몸의 어느 부위에 얼마만큼 싣느냐, 어떻게 나누느냐의 문제입니다. 예를 들어, 딥스는 체중을 모두 팔이 부담해야 하니 매우 힘든 운동이죠. 하지만 푸시업처럼 손과 발 두 군데로 바닥을 디디면 양쪽이 체중을 나누어 부담하니 딥스보다 쉬워집니다. 더 나아가 무릎 푸시업이라면 무릎 아래의 무게가 빠지고, 레버리지가 짧아져서 더 쉬워지죠.

하지만 어쨌든 같은 동작이라는 전제 하에서는 체중이 난이도를 결정합니다. 같은 푸시업도 마른 사람에게는 시시하고 효과가 적고, 뚱뚱한 사람에게는 너무 어려워 한 개도 못 하거나 다치기도 합니다. 체중 90kg과 60kg이 턱걸이 내기를 하는 건 기울어진 운동장에서 벌이는 엉터리 대결입니다.

게다가 휘어지려는 힘(모멘트)은 길이의 제곱만큼 커지기 때문에 키도 영향을 줍니다. 대부분의 동작은 키가 작거나 팔다리가 짧을수록 쉽게 할 수 있습니다. 톱클래스 기계체조 선수들이 워낙 어려운 동작을 소화하려니 어쩔 수 없이(?) 다부진 근육질이 되었지만 대체로 키가 작은 것도 그 때문이죠.

맨몸운동은 체중을 바꾸지 않는 한 운동 강도를 조절하기 어렵다 보니, 대개는 횟수를 늘려 운동 강도를 높입니다. 하지만 10회, 20회를 넘기고 30회까지 할 수 있게 되면 근육의 지구력은 늘지 몰라도 근육을 키우거나 근력을 향상하는 면에서는 비효율적인 범위가 되어버립니다. 근육의 크기나 근력을 위해서는 세트당 6~10회 이내로 겨우 할 수 있는 '힘든' 동작이 가장 효율적이라고 알려져 있죠.

그러니 맨몸운동으로 크고 힘센 근육을 만들고 싶다면 이제부터는 더 어려운 새 운동을 찾아야 합니다. 푸시업을 수십 개 하고도 지치지 않는 단계에 올랐다면 더 어려운 푸시업 변형을 찾거나, 딥스 같은 동작에 도전해야 합니다. 하지만 이 역시 조금 하다 보면 결국은 한계를 맞죠.

물론 그보다 더 어렵고 힘든 링딥이나 플란체, 프론트 레버 같은 초고난이도의 기계체조 종목들도 있지만 고도의 균형감과 제어 능력이 필요하고, 부상 위험도 높습니다. 단순히 보기에 좋고 적당히 강한 근육이 목적인 사람에게는 과도한 노력과 위험일 수도 있습니다. 비슷한 노력을 기구운동에 투자한다면 빠르게 더 큰 근육을 가질 수 있을 테니까요.

결론적으로, 맨몸운동은 목적이 무엇이든 초기에는 기구 운동과 큰 차이가 없습니다. 하지만 근육의 크기를 키우거나 단순히 근력을 기르는 면에서 맨몸운동은 시간이 지날수록 점점 효율이 떨어지는 것이 사실입니다.

따라서 애당초 체조 마니아가 될 요량이 아니고, 본인의 목적이 보기 좋게 큰 근육이라면 맨몸운동의 세트당 횟수가 15회 이상 느는 시점부터는 운동의 방향을 수정할 필요가 있습니다. 이때부터는 기구 운동을 병행하거나, 아예 전향하는 편이 근육의 부피 성장을 위해서는 투자 대비 효율적입니다.

기구 중량운동의 특징과 한계

기구 운동은 체중보다는 근력의 절대치가 운동능력을 좌우합니다. 들어봐서 너무 쉬우면 중량을 더 실으면 되고, 힘들면 빼면 됩니다. 강도 조절이 쉽고, 이론적으로는 상한치도 없습니다. 20kg 빈 봉으로 하든, 원판을 가득 끼운 200kg으로 하든 똑같은 데드리프트입니다.

물론 스쿼트처럼 체중이 '약간' 관여하는 종목도 있고, 체중이 무거울수록 무게중심이 안정되어 유리해지는 종목도 있습니다. 하지만 기본적으로는 드는 중량이 운동 강도를 결정하기는 마찬가지입니다. 그래서 근육 키우기나 근력 발달에는 가장 유리하다고 볼 수 있죠.

하지만 기구 중량운동은 중량에 치중하는 특성상 일반적인 경기 스포츠에 비해 동작이 극도로 단순화된 게 흠입니다. 신체 전반의 크고 작은 근육과 근신경을 다양한 측면으로 활용하기보다는 일부 큰 근육에 한정된 동작만 반복하게 됩니다. 3대 운동(스쿼트, 벤치프레스, 데드리프트) 위주로 훈련한다면 어떤 근육이 어떻게 발달하고를 떠나 결국 똑같은 세 가지 동작만 죽어라 파는 건 분명한 사실이니까요.

결과적으로 신체 능력이 전반적으로 발달하기보다는 특정 부위, 특정 근육군만 집중적으로 발달하기 쉽습니다. 또한 근육의 가동 범위도 가장 힘을 많이 내는 특정 범위로 한정되어 관절의 운동 능력 전체를 활용하지 못하기도 하죠.

경기 스포츠를 하는 사람들이 기구 중량운동에 치중하는 사람들을 다소 폄훼하는 표현 중에는 '힘은 셀지 몰라도 몸이 뻣뻣해서 실전에는 적합하지 않다'는 내용이 단골로 등장하는데, 사실 여부를 떠나 이런 이유도 한몫을 합니다. 이론적으로 표현하면 민첩성이나 유연성, 균형감 발달에서는 다소 불리하다고 할 수도 있죠.

요약하자면, 기구 중량운동은 크고 힘센 근육을 만드는 데에는 분명 유리하지만 다재다능한 신체 능력을 기르는 면에서는 분명 한계가 있습니다.

맨몸운동		기구운동
매트리스, 철봉, 평행봉 정도의 최소한의 기구	**주요 기구**	바벨, 덤벨, 경질매트, 랙, 벤치, 원판, 풀리, 케이블, 기타 다양한 기구
순발력과 균형감 등의 발달, 부가적으로 근부피와 근력 성장	**주된 목적**	근부피와 근력 성장, 부가적으로 순발력과 균형감 등의 발달
다소 어렵다. 횟수를 늘리거나 새로운 동작이 필요하다.	**운동 강도 높이기**	비교적 쉽다. 중량, 횟수를 올리거나 휴식 시간을 줄이면 된다.
매우 크다.	**체중의 영향**	비교적 적게 받는다.
비교적 적게 든다.	**비용**	많이 든다.
공간이 좁아도 가능하다.	**공간적 제약**	비교적 큰 공간이 필요하다.
비교적 적은 편이다.	**소음과 진동**	다소 크다. 기구가 크고 무거울수록 방음 방진이 필수.
잘못된 자세, 체중	**안전사고 요인**	과도한 무게, 잘못된 자세

02
집에서 운동하기 위한 조건

집에서 운동하려는 사람들의 목적은 다양합니다. 목적에 따라 홈짐의 구성도 다양합니다. 거실 TV 앞에 요가매트 한 장 깔고 시작하는 사람부터 헬스장 못지않은 장비를 갖춘 개인 운동실을 차리려는 사람까지 있죠.

어떤 시설을 갖추고 시작하든 집에서 운동하기 전에 반드시 고려해야 할 문제가 있습니다.

소음과 진동을 어찌할까?

우리나라의 현실상, 집에서 운동할 때 가장 먼저 따질 문제는 소음과 진동 그리고 충격입니다. 특히나 공동주택에서는 홈트를 접게 만드는 가장 심각한 원인이기도 합니다.

공동주택에서 일어나는 분쟁을 보면 소음을 낸 사람과 피해를 주장하는 측의 말이 완전히 딴판인 경우를 자주 봅니다. 소음을 낸 사람은 별로 시끄럽지 않다고 여기는데, 이웃집에서는 머리가 지끈지끈 아프고 잠을 못 잘 만큼 짜증 나는 소리 혹은 진동이라는 거죠. 이는 사람마다의 감수성 문제도 있겠지만, 한편으로는 소음과 진동이 전달 과정에서 그 속성이 달라지기 때문입니다.

일단 소음은 공기의 진동이기 때문에 그 자체로는 벽을 거의 넘어가지 못합니다. 대신 구조체를 통한 진동의 형태로 이웃에 전달됩니다.

그 과정에서 주파수와 진폭이 변하고, 특정한 상황에서는 파동이 합쳐지며 더 크게 증폭되기도 합니다.

그래서 정작 소음이나 진동을 일으키는 사람은 거의 느끼지 못하는데 옆집에서는 두개골을 두들기는 것 같은 짜증 나는 진동으로 느낄 수도 있습니다. 심지어 옆집 혹은 아랫집보다 몇 집 건너서 더 강하게 나타나는 희한한 경우도 있죠.

단독주택도 집의 크기나 구조, 운동법에 따라서는 과도한 소음이 될 수 있고, 내 집의 벽이나 마감재를 망가뜨릴 수도 있으니 조심할 필요가 있습니다.

결론은, 집에서 운동하고 싶다면 본인이 하려는 운동과 건물의 성격에 맞는 완충용 매트리스 혹은 소음·진동 저감 시설을 반드시 갖춰야 한다는 겁니다. 이에 관해서는 다음에 자세히 설명합니다.

홈짐 기구가 갖춰야 할 조건

기구 없이 맨몸운동만 한다면 내 몸이 내는 소음·진동만 따지면 됩니다. 반면, 기구를 갖춰야 한다면 그때부터는 생각할 문제가 몇 배는 많아집니다. 홈짐 기구가 갖춰야 할 조건은 다음과 같이 볼 수 있죠.

두루두루 사용할 수 있는가?

홈짐은 공간과 경제적인 문제 때문에 기구 개수에 제약이 큽니다. 특정 운동이나 상황에 최적화된 기구를 마련하기는 어렵습니다. 따라서 세부적으로는 다소 부족해도 여러 운동에 다양하게 쓸 수 있는 팔방미인 성격의 기구여야 합니다. 근력운동의 대표적인 팔방미인 기구라면 바벨과 덤벨이 있고, 컨디셔닝운동이라면 케틀벨이 있습니다.

소음과 진동을 얼마나 내는가?

소음과 진동이 심한 기구라면 아무리 운동 효과가 좋아도 홈짐에서 활용하기 어렵습니다. 예를 들어, 트레드밀은 유산소운동 기구의 대표 품목이지만 공동주택에서는 소음이 아주 잘 차단된 건물이거나 별도의 장치를 두지 않는 한 성능을 최대로 활용하기 어렵습니다. 최대속도는 시속 16km로 찍혀 있지만 현실적으로 이웃집으로 전해지는 진동 때문에 시속 5~6km 걷기운동 이상은 못 하는 경우가 허다합니다.

반면, 고정식 자전거는 헬스장에서는 다소 천대받는(?) 기구지만 자리를 덜 차지하고 소음·진동도 상대적으로 적어 홈짐에 두고 쓰기는 트레드밀보다 유리한 면이 많습니다.

들여놓고 운동할 수 있는 크기인가?

집이 아주 넓지 않다면 운동기구의 크기는 중요한 고려사항입니다. 규격 바벨봉은 길이가 무려 2.2m나 되기 때문에 작은 가정집에서는 방 하나를 꽉 차지할 수도 있습니다. 작은 방은 대형 트레드밀 한 대 놓는 것만으로 절반이 차버릴 수도 있습니다.

단순히 들여놓는 것으로 끝나지 않고, 운동하는 상황도 감안해야 합니다. 가정집의 천장 높이는 낮으면 2m, 보통은 2.3m 정도입니다. 여기에 두꺼운 방음방진 매트를 깔았다면 두께만큼 더 낮아지겠죠. 이렇게 천장이 낮은 집에 2m의 턱걸이용 치닝디핑을 들여놓는다면 턱걸이를 할 때마다 천장에 정수리를 찧어야 합니다. 바벨에 꽂는 규격 원판은 지름이 45cm나 되는데, 키 큰 사람이 서서 바벨을 머리 위로 올리면 팔을 다 펴기도 전에 바벨이 천장을 찧게 됩니다.

따라서 어떤 기구를 들여놓든 '놓을 자리와 운동할 때 필요한 3차원

공간의 크기'를 모두 감안해야 합니다.

호환성이 좋은가?

각 운동기구에는 규격이나 호환성의 문제가 따릅니다. 특히 바벨이나 조립식 덤벨 등은 종류에 따라 꽂아 쓸 수 있는 원판 규격에 차이가 있기 때문에 처음부터 본인이 쓸 규격의 제품으로 통일해서 시작해야 합니다. 앞으로도 낮은 중량만 쓸 참이라면 소위 '막봉'과 구멍의 지름이 3cm 이하인 저가의 원판으로 시작해도 됩니다. 반면, 고중량 트레이닝이 목적이라면 처음부터 구멍의 지름이 5cm가 넘는 규격 원판과 바벨봉으로 시작해야 합니다.

고정식 자전거나 롤러 등 유산소운동 기구도 과거에는 그냥 튼튼하면 그만이었지만 최근에는 사물인터넷 기능이 보강된 제품도 등장하고 있습니다. 아직은 초기 단계지만 이런 기구를 통해 커뮤니티 활동이나 가상 경주를 벌이고 싶다면 본인이 원하는 플랫폼과 호환되는 제품을 골라야 합니다.

중고 매매나 폐기물 처리가 쉬운가?

가정용 운동기구를 수명이 다할 때까지 쓰는 경우는 많지 않습니다. 운동에 흥미를 잃어 처박아 두는 경우도 있지만 체력이 강해져 쓰던 기구가 맞지 않을 수도 있고, 운동기구를 업그레이드할 수도 있죠.

이때 사용하던 기구를 팔거나 버리기 쉬운지도 중요한 문제입니다. 트레드밀이나 고정식 자전거, 로잉머신 등 오래 쓰는 고가의 기구일수록 비용을 더 지불하더라도 사용자층이 넓고, 중고 수요가 탄탄한 유명 브랜드 제품을 구매해야 합니다. AS문제도 있고, 설사 못 쓰게 되는 상황에서도 제값을 받고 팔 수 있기 때문이죠.

근력운동 기구도 브랜드와 재질을 고려해야 합니다. 잘 만든 금속 제품은 중고로 팔기도 쉽고, 설사 못 팔아도 버리기라도 쉽습니다. 그런데 시중에는 플라스틱 외피 안에 시멘트 등을 반죽해 넣어 만든 저가의 원판이나 케틀벨 등도 많습니다. 이런 제품은 팔기도 힘들고 잘 부서지는 데에다 산업폐기물이라 처리하기도 어렵습니다.

생활용품 100배 활용하기

운동기구가 꼭 운동만을 위해 만들어진 전문 기구일 필요는 없습니다. 홈트라면 집 안에서 흔히 볼 수 있는 물품으로도 근력운동 기구를 대신해 운동 강도를 높일 수 있습니다.

배낭이나 힙색

배낭은 체중으로 운동 강도가 결정되는 종목에서 유용하게 쓰입니다. 스쿼트나 런지 등의 하체운동, 푸시업이나 턱걸이 등 다양한 종목에서 활용할 수 있습니다.

근력운동 외에 계단오르기 같은 유산소운동에서도 강도를 높일 수 있습니다. 배낭 안에 책이나 캔, 물통, 덤벨 등을 넣어 무게를 조절할 수도 있습니다. 운동할 때는 배낭이나 힙색의 줄을 최대한 조여 몸에 딱붙게 착용해야 합니다.

여행용 캐리어

바퀴와 손잡이가 있는 캐리어 중에도 특히 하드 타입은 모양이 탄탄하게 잡혀 있어서 운동에 쓸모가 많죠. 무거운 것을 채우면 미는 운동과 당기는 운동에 두루 활용할 수 있습니다. 캐리어의 손잡이를 활용하면 덤벨 대용으로 팔운동이나 어깨운동에도 쓸 수 있죠.

책

책은 덤벨 대신 손에 들기도 하고, 배낭에 집어넣어 무게를 더하는 데에도 유용합니다. 바닥에 깔아두면 덤벨이나 바벨을 내려놓을 때 충격을 줄이거나 발판 대용으로도 유용합니다. 예를 들어, 푸시업에서 두꺼운 사전을 손 밑에 깔면 난이도를 낮출 수 있고, 반대로 발밑에 깔면 난이도가 높아지죠.

우유통, 말통, 생수통

물은 부피당 무게가 매우 많이 나가는 물질입니다. 그래서 물통을 운동용품으로 쓰려는 시도는 과거부터 있었습니다. 흔히 작은 생수통을 덤벨 대용으로 사용하라는 자료가 많은데, 실제로 써 보면 굵기 때문에 잡기 불편해서 별반 실용적이지 않습니다.

이때 사용할 수 있는 것이 2리터가 넘는 대용량 우유통이나 세제통, 락스통 등 '손잡이가 있는 플라스틱 통'입니다. 이런 통은 가득 담으면 무게도 충분하고, 잡기도 한결 편해서 레이즈, 로우나 프레스 등에 활용하기도 좋습니다. 목 부분이 오목한 락스나 세제통도 잡기가 훨씬 좋죠.

힘이 좋은 분이라면 흔히 '말통'이라고 하는 10~20리터 이상의 대형 물통을 이용하면 하체운동처럼 큰 근육을 운동하기에 좋습니다. '등산로 약수통' 혹은 '휘발유통'으로 더 익숙할 수도 있겠네요.

필자도 과거에 운동을 시작할 때 쇠파이프 양쪽에 물을 절반만 채운 말통을 걸어 바벨 대용으로 썼는데, 바벨이 움직일 때마다 물이 출렁거리면서 심하게 흔들리는 느낌을 경험하려는 의도였죠. 같은 무게의 쇳덩이인 바벨을 다룰 때보다 훨씬 난이도가 높았습니다.

버킷, 주전자

'바케쓰(?)'라고 흔히 불렀던 버킷이나 물 주전자는 실제로도 운동기구 탄생에 영향을 준 물품들입니다. 잘 알려진 '케틀벨'이 주전자라는 의미니까요. 잡기도 편하고, 물을 담는 양에 따라 무게도 조절할 수 있어서 여러 운동에 두루 사용할 수 있습니다. 특히 주전자는 뚜껑이 있어서 물이 튈 우려도 적죠.

수건, 나일론 양말

수건은 운동할 때 땀을 닦거나 밑에 까는 용도 이상의 쓰임이 있습니다. 스트레칭이나 오버헤드 스쿼트 등을 할 때 양끝에 쥐면 그립 간격이 벌어지지 않게 막아주는 효과가 있죠.

런지나 플로어 풀다운 등 바닥에서 미끄러지며 '슬라이딩' 방식으로 하는 운동이 있는데, 이때 바닥에 수건을 깔면 좋습니다. 잘 미끄러지는 소재인 나일론 등의 합성섬유로 만든 양말도 사용할 수 있습니다.

스마트 네트워크 시대의 홈트 시장

4차 산업혁명과 SNS, 사물인터넷 기술이 발달하고 홈 트레이닝이 트렌드가 되면서 피트니스 업계에도 큰 변화가 일고 있습니다. 바로 집에서 하는 온라인 레이싱 혹은 코칭 서비스죠.

제일 먼저 대중화된 건 자전거 레이싱으로, 기계적 특성상 운동량을 수치화하기 좋고 강도 조절도 쉽기 때문이죠. 가상화면을 보면서 스마트 롤러나 센서를 장착한 자전거를 타면 내가 내는 힘에 맞춰 가상공간의 내 아바타가 경주를 벌입니다. '내 실제 체력으로, 실물 자전거라는 무기로' 싸우는 온라인 게임인 셈입니다. 즈위프트Zwift, 루비Rouvy 등의 플랫폼이 이런 서비스를 제공합니다.

물론 트레드밀이나 로잉머신도 비슷한 가상 레이싱 서비스가 있습니다. 하지만 내가 타던 기구에 스마트 롤러나 센서만 달면 이용할 수 있는 자전거와 달리, 이런 서비스는 고가의 전용 기구를 사야 하는 부담이 있죠.

최근 가장 빠르게 성장한 플랫폼은 유산소운동과 온라인 강습을 연계한 서비스입니다. 전용 실내자전거나 트레드밀을 인터넷과 연결해 가상 트레이너 혹은 스트리밍 중인 실제 트레이너의 지도에 따라 운동합니다. 형태 자체는 오프라인의 스피닝 강습과 비슷합니다. 같은 코스를 하는 사람들과 기록을 비교하고 평가받기도 하죠. 펠로톤Peloton, 노르딕트랙NordicTrack, 에셸론Echelon이 대표적입니다. 이런 코칭 서비스들은 고가의 전용 기구와 구독 서비스를 이용해야 하지만, 감염병 사태까지 번지면서 경제적으로 여유가 있는 계층에서 빠르게 대중화되고 있습니다.

근력운동이나 맨몸운동 등을 지도받는 소위 '스마트 홈짐' 플랫폼도 기지개를 켜고 있습니다. 개념 자체는 유산소운동 기구와 크게 다르지 않은데, 센서가 달린 운동 디바이스와 동작을 지도하고 기록을 보여주는 키오스크 모양의 스크린이 세트로 되어 있죠. 여기에 심박계나 모션캡처 카메라 등이 액세서리로 달려 있기도 합니다. 기구를 잡고 스크린에서 보여주는 동작과 프로그램을 따라 하면 횟수와 강도, 심박수 등이 기록됩니다. 카메라와 센서를 통해 잘못된 자세를 지적해 주기도 하죠.

가장 먼저 시장을 장악한 토날Tonal은 케이블 기구를 디바이스로 쓰고 있고, 바벨과 덤벨을 디바이스로 쓰는 템포Tempo도 그 뒤를 쫓고 있죠. 기구 없이 화면과 모션 카메라를 통해 동작 분석 위주로 코칭하는 미러Mirror 등도 있습니다.

온라인 홈트 서비스에 대한 업계 내부의 시선은 아직 곱지 않습니다. 기술적인 한계도 있고, 대면 강습에 비해 이점이 없다는 냉소적인 시선도 많습니다. 하지만 다국적 공룡 기업들의 투자가 이어지며 시장 규모는 빠르게 커지고 있습니다. 펠로톤은 피트니스 업계의 넷플릭스라는 관심을 받으며 나스닥에 상장되었고, 토날은 아마존에서, 템포는 소프트뱅크의 투자를 받으며 규모를 키워가고 있죠. 이런 상황이 지속된다면 땀내 나는 피트니스 시장도 4차 산업혁명의 물결을 피하기는 어려울 것 같습니다.

03
1단계 홈짐
내 방에서 가볍게 하는 맨몸운동

지금부터는 각 단계별 홈짐의 구성을 알아봅니다. 첫 번째로, 최소의 기구만으로 하는 가벼운 맨몸운동 짐입니다. 집 안에 공간이 충분하지 않거나 건강관리 개념의 가벼운 운동만 하고 싶은 분들은 맨몸으로 동영상을 보며 체조나 요가, 스트레칭, 실내 댄스 등을 할 수 있습니다.

이때는 그리 요란한 도구가 필요하지는 않습니다. 돌돌 말아서 사용하는 피트니스 매트리스, 요가 매트리스, 고무 매트리스 등은 필수입니다. 쪽매트에 많이 쓰는 EVA 재질은 회복력이 떨어지기 때문에 내구성이 좋은 NBR 재질 매트리스가 두루두루 사용하기에 무난합니다.

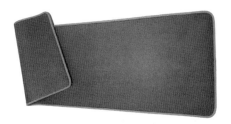

피트니스 매트리스

요가처럼 눕거나 엎드려 하는 동작이 대부분이라면 맨발도 상관없지만, 체조나 댄스처럼 서서 하는 동작이 많다면 적당한 쿠션이 있는 러닝화를 실내용으로 마련합니다. 단단한 방바닥에서 맨발로 운동하는건 관절에도 좋지 않고, 공동주택이라면 소음과 진동도 문제가 됩니다.

굳이 돈 주고 사지 않아도 디자인이 마음에 들지 않아 외출할 때 신지 않던 운동화를 잘 빨아 실내용으로 활용할 수도 있죠.

실내용 운동화를 별도로 구매하려 한다면 생고무창이 달린 '인도어화'가 가볍고 잘 미끄러지지 않아서 좋습니다. 단, 비만하거나 관절에 문제가 있는 분이라면 창이 얇은 인도어화보다는 쿠션과 안정성이 조화된 전문 러닝화를 권합니다.

여기에 풀업밴드, 피트니스 밴드처럼 탄력 있는 밴드도 자리는 많이 차지하지 않으면서 부담 없이 운동의 종류를 늘릴 수 있는 도구들입니다.

04
2단계 홈짐
맨몸운동＋기본적인 장비

2단계로, 맨몸으로라도 제대로 근력운동을 하려는 분들을 위한 구성입니다. 맨몸운동이라고 해서 아무 기구 없이 맨몸뚱이만으로 하라는 의미는 아닙니다. 맨몸운동은 외부 중량을 이용하지 않고 내 체중을 주된 부하로 삼아 하는 운동입니다. 적당한 도구를 사용하면 운동의 범위를 크게 넓힐 수 있습니다.

철봉

1차로 꼭 필요한 도구는 철봉입니다. 철봉은 흔히 턱걸이 기구로만 생각하지만, 홈트에서 철봉은 턱걸이 외에도 링, TRX, 케이블 기구 등 다른 운동기구를 고정하는 역할로도 꼭 필요합니다.

집 안에 철봉을 두고 싶다면 선택지는 두 가지입니다. 문틀 사이에 설치하는 문틀철봉과 흔히 치닝디핑이라고 하는 턱걸이 전용 기구입니다.

문틀철봉

문틀철봉은 마찰력을 이용해 문틀에 고정하는 철봉으로, 저렴하고 자리를 차지하지 않는 것이 가장 큰 장점입니다. 어떤 방향의 힘도 다 받아줄 수 있어서 앞에서 당기는 동작에도 쓸 수 있고, 높이를 자유자재

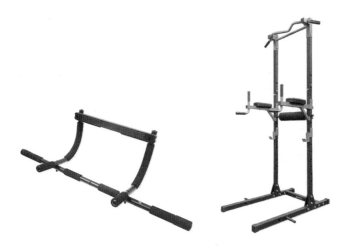

L자형 문틀철봉과 치닝디핑　　ⓒ플러그 피트니스. ⓒ이고진

로 바꿀 수 있습니다. 낮은 높이에 설치해 인버티드 로우 같은 운동에도 활용할 수 있고, 다른 운동기구를 고정하기에도 유용합니다. 총평하면 활용성이 넓은 것이 장점입니다.

단점은 안전성입니다. 마찰력에만 의존해 설치하는 일자형 문틀철봉은 빠지는 사고가 발생하거나 문틀이 훼손될 수 있습니다. 특히 체중이 많이 나간다면 문틀철봉은 사용하기 어렵습니다.

튼튼하게 설치하려면 문틀에 피스를 박아야 하는데, 자기 집이라면 몰라도 세입자라면 다소 난감한 문제일 수도 있습니다. 또한 문틀의 폭이 좁다면 효율적인 턱걸이를 할 만큼의 손 간격이 나오지 않을 수도 있습니다.

이런 문제 때문에 L자 형태로 문틀 양편에 걸쳐 설치하는 제품도 있는데, 안전성은 다소 높지만 문을 여닫기가 어려워지고, 앞뒤로 튀어나온 부분이 많아 설치에 제약이 따르는 경우도 있습니다. 문틀이 약하면 파손되는 사고도 왕왕 발생하기 때문에 오래된 집, 문틀 상태가 안 좋은 집에서는 주의할 필요가 있습니다.

치닝디핑

치닝디핑은 문틀철봉에 비해 안정성이 장점입니다. 체중이 많이 나가도 상관없고, 문틀을 손상시킬 우려도 없습니다. '치닝-디핑'이라는 이름 그대로, 턱걸이뿐 아니라 딥스와 같은 운동도 할 수 있고, 가벼운 바벨을 걸어서 간이형 랙으로 사용할 수 있는 제품도 더러 있습니다.

그립 간격도 충분히 넓게 잡을 수 있으며, 손등이 위를 보는 오버그립 외에 손등이 바깥쪽을 향하는 뉴트럴그립이 가능한 제품도 있습니다.

단점은 문틀철봉에 비해 다소 가격이 비싸고 자리를 차지한다는 점입니다. 또한 철봉 높이가 고정되어 있어서 높이 조절이 필요한 운동에서는 활용하기가 어렵습니다. 하지만 이런 문제는 TRX나 링, 케이블 같은 보조용품을 설치하면 보완할 수 있습니다.

또 한 가지 문제는 밑에서 당기는 힘에는 잘 버티지만 앞에서 당기는 힘에 취약할 수 있다는 점입니다. 기구가 가벼울수록 이런 문제가 큽니다. TRX나 링, 케이블 등을 상단 철봉에 고정했을 때 제품이 충분히 무겁지 않으면 전복될 우려도 있습니다. 이런 경우 벽에 못을 박는 등 별도의 조치가 필요할 수도 있죠. 이때는 치닝디핑보다 일반 문틀철봉이 더 유리할 수도 있습니다.

치닝디핑은 무게가 나가는 제품일수록 좋습니다. 너무 가볍거나 강재가 얇은 제품, 만듦새가 좋지 않아 흔들리는 제품 등은 안정성이 떨어져 집중해서 운동하기가 어렵습니다.

바의 높이와 본인의 키, 설치할 방의 천장 높이도 고려해야 합니다. 바가 너무 높으면 천장에 머리를 찧게 되니, 바 높이는 천장보다 적어도 30cm 이상 여유를 두어야 합니다. 그렇다고 키에 비해 바가 너무 낮으면 턱걸이를 할 때 충분히 내려가지 못하거나 다리를 움츠려야 하는 등 자세에 제약이 생깁니다.

치닝디핑 중간에 가로로 나와 있는 손잡이는 가슴과 삼두를 단련하는 운동인 '딥스'를 위한 딥스바입니다. 딥스바는 양쪽 간격이 문제가 됩니다. 딥스바는 어깨너비에 비해 너무 넓으면 어깨를 다치기 쉽고, 너무 좁으면 가슴보다는 삼두운동이 되기 십상입니다. 시중의 제품들 중에는 이 간격을 내게 맞춰 잡을 수 있는 것들도 있습니다.

서스펜션 운동기구(TRX®, 짐링)

서스펜션 운동기구는 탄력이 없는 줄 끝에 손잡이를 단 운동기구를 말합니다. 대개 가방끈에 쓰는 나일론 웨빙줄을 사용하고, 문틀철봉이나 치닝디핑, 랙이나 단단한 문짝 등에 고정해 여러 가지 운동을 합니다. 맨몸 홈트에서는 철봉과 함께 가장 유용한, 거의 필수에 가까운 운동기구이므로 마련하는 것을 강력 추천합니다.

TRX®는 오리지널 제품을 제조한 브랜드 이름이지만 서스펜션 운동기구를 통칭하는 일반명사로도 많이 쓰입니다. 손이나 발 등 몸의 말단을 거치해 효율적인 맨몸운동을 만들어내는 기구로, 초보자부터 고급자까지 두루 활용할 수 있는 것이 장점입니다. 휴대가 간편해 여행을 갈 때나 야외에서 사용하기도 좋을 뿐 아니라, 활용성이 넓어서 일반 헬스장이나 크로스핏 박스, 각종 체육시설에서도 널리 쓰입니다.

짐링은 남자 기계체조에서 흔히 볼 수 있는 기구입니다. 매달리거나 버티는 등 체중을 완전히 실어서 운동하는, 매우 난이도 높은 고급자용 운동기구입니다. TRX보다 설치하기가 어렵고 다소 비싼 것이 흠입니다.

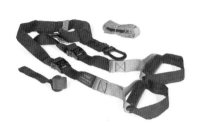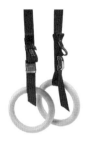

TRX 스타일 밴드와 짐링 ©이고진, ©플러그 피트니스

시중에는 고가의 오리지널 제품과 저렴한 유사품이 함께 유통되고 있으니 본인의 경제 사정이나 운동 종목, 설치 장소 등에 따라 구매하면 됩니다.

푸시업바와 패럴렛

상체 맨몸운동의 대표선수에서 빠질 수 없는 것이 푸시업입니다. 이때 바닥에 두고 손잡이 역할을 하는 기구가 푸시업바입니다.

그냥 맨손으로 바닥을 짚어도 되는데 왜 굳이 푸시업바를 쓸까요? 첫 번째 이유는 손목 보호입니다. 맨바닥에서 푸시업처럼 엎드린 동작을 하면 손목을 90도로 꺾어야 해서 관절에 부담을 줍니다. 푸시업바를 쓰면 손목을 곧게 세울 수 있어서 부담이 크게 줄어듭니다.

두 번째 이유는 어깨와 팔꿈치 보호입니다. 푸시업처럼 손을 앞으로 미는 운동에서는 팔꿈치를 몸 쪽으로 붙여야 어깨와 팔꿈치 부담이 적습니다. 푸시업바를 쓰면 손등이 각각 바깥쪽을 향하는 뉴트럴그립 혹은 ㅅ자의 반 뉴트럴그립을 쓸 수 있어 팔꿈치나 어깨에 안전한 포지션이 나옵니다.

세 번째로, 푸시업바의 높이만큼 운동 범위를 넓힐 수 있어서 푸시업 강도를 높이는 효과도 있죠.

푸시업바는 크기가 작고 가격도 저렴하므로 하나쯤 마련할 것을 권합니다. 체형과 운동 종목에 따라 적절한 간격과 손목 각도가 다르기 때문에 양쪽이 분리되어 간격과 각도를 그때그때 조절할 수 있는 제품이 활용도가 좋습니다. 푸시업 외에 파이크나 마운틴 클라이머 등 엎드려서 양손으로 바닥을 짚고 하는 거의 모든 운동에 활용할 수 있습니다. 구르지 않는 형태의 무거운 육각덤벨이 있다면 푸시업바 대신 사용할 수 있습니다.

일부 기구나 치닝디핑 등에는 너비와 각도가 고정된 푸시업바가 설치된 경우도 있는데 활용성도 떨어지고, 체형에 맞지 않는 간격과 각도의 푸시업바는 관절에 부담을 줄 수 있습니다.

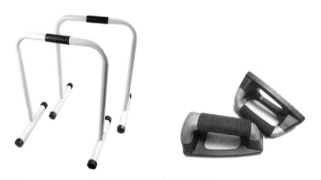

©플러그 피트니스　　　미니 평행봉(패럴렛)과 푸시업바

푸시업바를 몇 배 뻥튀기한 듯한 '패럴렛'이라는 기구도 있습니다. 실제로는 푸시업바를 크게 만든 것이 아니라 남자 기계체조 종목인 평행봉을 줄여놓은 미니사이즈 평행봉이죠. 치닝디핑에서 철봉 부분을 잘라내고 두 쪽으로 갈라놨다고 봐도 됩니다.

　패럴렛은 딥스 같은 가슴운동이나 삼두운동 또는 푸시업에 사용하기도 하고, 체중을 실어 다리를 올리는 복근운동(버티컬 레그 레이즈) 등에 쓰기도 합니다. 맨몸운동을 본격적으로 하겠다는 중상급자에게는 유용하지만, 크기도 큰 데에다 철봉, 서스펜션 기구, 푸시업바에 비하면 초보자에게는 상대적으로 활용성이 떨어집니다.

탄력 밴드

고무밴드를 크게 확대해놓은 것 같은 탄력밴드(혹은 풀업밴드)는 그 자체로 중량운동 기구를 어느 정도 대신할 수 있습니다. 두께와 폭에 따라 탄력에 차이가 있으니 본인의 근력과 사용하려는 종목에 맞는 제품을 골라야 합니다.

　밴드는 늘어나지 않았을 때는 부하가 없다가 늘어날수록 차츰 저항력이 강해진다는 점이 특징입니다. 이런 이유로 막 가속이 붙는 시작점에서 관절에 압박이 덜하고, 원하는 만큼만 당기면 되기 때문에 강도를 조절하기 쉬워 주로 재활운동이나 거동이 힘든 고령자에게 많이 쓰입니다.

　반면, 부상이 없는 젊은 일반인이라면 밴드만으로 하는 운동은 근부피 성장에 별반 효과를 기대하기 어렵습니다. 그 자체로 쓰기보다 다른 맨몸운동이나 기구운동에서 강도를 높이거나 낮추는 보조용품으로 주로 씁니다. 예를 들어, 턱걸이를 전혀 못 하는 사람이 밴드의 도움을 받아 턱걸이를 하기도 하고, 푸시업이 너무 쉬워서 효율적인 운동이 안 되는 사람은 몸에 밴드를 감아서 더 힘들게 만들 수 있습니다.

단점이라면 내구성입니다. 대부분의 밴드가 멀쩡한 듯 보이다가 어느 순간 예고도 없이 팍 끊어지는데, 큰 힘이 실린 상태에서 갑자기 끊어지면 부상을 입거나 낭패를 겪기도 합니다. 사용 전에는 항상 상태를 체크하고, 모서리에 조금이라도 마모의 흔적이 보인다면 끊어질 때까지 기다리지 말고 미련 없이 새것으로 교체해야 합니다.

스텝박스

스텝박스는 딛고 설 수 있는 간단한 플라스틱 발판입니다. 다양한 근력운동에서 보조용품으로 쓰기도 하고, 계단오르기와 비슷한 유산소운동 목적으로도 활용합니다. 집에서 제자리걷기 같은 운동을 하는 분들이 많은데, 체중을 상하로 움직이는 효과가 있기 때문에 훨씬 효율적인 운동이 됩니다.

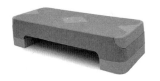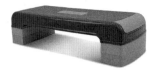

2단 스텝박스와 3단 스텝박스　　　　　©이고진

시중에 여러 가지 높이의 스텝박스를 판매하는데, 가정용은 2~3만 원내외로 가격 부담은 크지 않습니다. 고령자 또는 비만이거나 무릎이 안 좋으면 10~15cm, 젊고 정상 체중이라면 최소 20cm는 넘는 것이 좋습니다. 높이가 높을수록 운동 강도는 세지지만 그만큼 관절 등의 부담도 커지기 때문에 본인의 건강 상태에 맞춰 마련하면 됩니다.

슬라이딩 패드와 롤러

맨몸운동 중에는 얼음판 위에서처럼 손이나 발을 미끄러뜨리면서 하는 운동이 몇 가지 있습니다. 슬라이딩 런지, 사이드 런지, 플로어 풀오버, 롤아웃 등입니다.

이때 더 잘 미끄러지도록 바닥에 합성섬유를 대서 만든 소위 슬라이딩 패드(슬라이딩 디스크, 슬라이더)라는 제품을 쓰기도 합니다. 비슷한 목적으로 바퀴를 단 손잡이(AB롤러)를 쓰기도 하는데, 바퀴는 1~4개짜리까지 다양합니다. 손으로 잡는 것도 있고, 발로 디디는 방식도 있죠.

집에서 한다면 굳이 기성품을 구매하지 않아도 미끄러운 장판 등을 골라 수건이나 잘 미끄러지는 합성섬유로 된 천을 깔아 대신하기도 합니다.

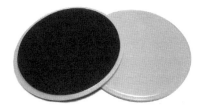

슬라이딩 패드

거울을 놓을까, 말까?

헬스장에서 사람들이 제일 많이 모이는 곳은 큰 거울 앞입니다. 셀카를 찍으려는 사람들도 있지만 그보다는 운동할 때의 자세를 눈으로 확인하기 위해서죠. 그래서 대부분의 헬스장에서는 구석구석마다 전면 거울을 붙여놓곤 합니다.

홈트에서도 커다란 전신 거울을 필수 물품으로 두는 분들이 많죠. 어차피 웬만한 가정집이라면 거울 하나쯤은 필요하니까요.

그런데 한편에서는 운동할 때 거울을 보지 말라고 강조하는 전문가도 있습니다. 거울이 필요하다는 건 상식적으로 이해하겠는데, 보지 말라는 건 대체 무슨 이유일까요?

첫 번째 이유는 거울 자체의 왜곡입니다. 어깨나 팔처럼 눈과 높이가 비슷한 부위를 운동한다면 큰 상관이 없지만 하체운동이나 데드리프트처럼 눈높이와 운동 부위의 높이 차가 클수록, 거울이 가까울수록 왜곡이 크게 생깁니다. 무릎은 실제보다 더 굽은 것처럼 보이고, 허리도 실제보다 더 숙인 것처럼 보입니다. 그래서 정면 거울의 상을 곧이곧대로 믿으면 하프 스쿼트를 구사하면서 풀 스쿼트를 한다고 착각할 수 있습니다.

전신 거울의 왜곡 현상은 실생활에서도 자주 보이는데, 옷가게 등에 있는 뒤로 기운 전신 거울에서는 하체가 길고 몸이 날씬해 보입니다. 고객은 가게의 거울 앞에서 입어본 청바지가 몸매를 살리고 예뻐 보이니 흐뭇해 하며 구매하겠지만, 막상 집에 들어와 수직 거울 앞에서 입어 보면 소위 현타(!)를 맞게 되죠. 다리는 확 짧아지고, 머리는 커 보이겠죠. 참담하지만, 그게 남의 시선에서 보는 내 모습입니다.

두 번째 이유는 시선 처리입니다. 대부분의 근력운동에서는 고개 방향이 움직여선 안 됩니다. 특히 힘을 많이 쓰는 동작일수록 동작 도중 고개를 움직여선 안 됩니다. 자세도 흔들리고, 운이 나쁘면 부상을 입기도 합니다. (필자도 오버헤드 프레스 도중 고개를 옆으로 돌렸다가 '딱' 하고 목을 삐끗해 고생한 일이 있습니다.)

그런데 스쿼트나 데드리프트처럼 시선의 높이 자체가 움직이는 운동에서 하체를 의식하며 거울을 보면 동작에 따라 고개의 방향이 올라갔다 내려갔다 합니다. 게

다가 위에서 적었듯이, 자신이 내려가는 깊이를 과대평가할 수도 있고요. 그래서 엄격한 지도자들은 랙에서 거울을 절대 못 보게도 합니다.

그럼 홈짐에서는 거울을 두지 말아야 할까요? 집에서는 거울과 나와의 거리가 헬스장보다도 더 가까울 테니 왜곡의 위험은 사실 더 큽니다.

결론은, 본인이 어느 운동을 더 중시하느냐에 있을 텐데, 본인이 한계를 인식하고 운동한다면 전신 거울을 두고 운동하는 것 자체는 크게 문제가 없어 보입니다. 앞서 말했듯이 팔운동, 어깨운동, 대부분의 등운동처럼 동작 부위가 눈높이와 비슷하다면 거울이 유용한 도구가 됩니다.

스쿼트나 데드리프트에서는 바벨을 어깨에 지거나 손으로 잡는 위치를 체크할 때 거울을 활용할 가치가 있겠지만 동작을 하는 중에는 보지 않기를 권합니다.

05
3단계 홈짐
기본적인 중량운동 기구를 갖춘 홈짐

한 단계 더 올라가 봅니다. 맨몸운동만으로는 만족하지 못하거나, 한계에 다다랐지만 그렇다고 따로 공간을 내어 홈짐까지 마련할 여건은 안될 때, 맨몸운동 기구에 최소한의 기구를 추가할 필요가 생깁니다.

주로 개인 방 혹은 자취방이나 원룸, 가족과 함께 쓰는 거실 등에서 배치를 크게 바꾸지 않고, 함께 사는 가족과 마찰을 빚지 않으면서도 구성할 수 있는 가장 '가성비' 높은 홈트 투자라고 할 수 있습니다.

2단계의 기구들을 이미 마련했다면 여기에 아래와 같은 기구들을 추가해서 운동을 확장할 수 있습니다.

바벨봉과 원판

흔히 역기라 부르는 바벨봉은 중간의 손잡이 부분과 원판을 거는 양끝의 슬리브로 구성되어 있습니다.

다른 중량운동 기구와 비교해 바벨의 장점은 두 손으로 잡도록 되어 있어 중량을 안정적으로 다룰 수 있고, 원판을 추가해 중량을 쉽게 추가할 수 있으며, 중량의 상한치가 매우 높다는 점입니다. 이 때문에 바벨은 기구 중량운동에서 기본 장비로 꼽힙니다.

바벨에도 여러 종류가 있습니다. 대부분의 바벨은 손잡이 부분이 곧은 소위 평바(스트레이트 바)입니다. 종종 손잡이가 W자로 되어 있는 바

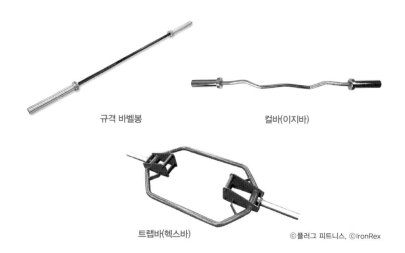

규격 바벨봉   컬바(이지바)

트랩바(헥스바)

ⓒ플러그 피트니스, ⓒIronRex

벨도 있는데, 컬바 혹은 이지바라고 합니다. 컬바는 이두나 삼두 같은 팔운동에 주로 쓰이고, 다른 용도에는 쓰임이 거의 없습니다. 홈트용으로 바벨을 구매한다면 여러 용도에 두루 쓰이는 평바가 1순위가 되고, 컬바는 필요한 경우 옵션입니다.

손잡이가 육각형으로 된 트랩바(헥스바)도 있는데, 주로 트랩바 데드리프트(파머스 스쿼트) 등의 하체나 등, 전신운동에 사용합니다. 트랩바는 국내 헬스장에서는 보기가 어렵지만 홈트 혹은 랙을 갖추기 어려운 군부대나 직장 등 단체 운동실에서 유용한 기구가 됩니다. 랙이 없이도 하체를 고루 단련할 수 있고, 바닥에서 시작하기 때문에 상대적으로 사고 위험도 적습니다.

또한 상체가 곧게 서기 때문에 같은 무게의 바벨 스쿼트나 데드리프트에 비해 허리 부상의 위험도도 낮습니다. 이런저런 장점들 덕분에 미군의 해외 파병 부대에서도 흔히 볼 수 있는 기구이기도 합니다.

다만 바닥에서 시작하는 만큼 내려놓을 때나 실수로 바벨을 떨어뜨렸을 때 바닥에 진동이 다소 클 수 있으므로 방진 고무판 등 바닥의 소음·진동 저감 조치가 반드시 필요합니다.

슬리브Sleeve는 바벨봉 양 끝의 무게를 꽂는 부위를 말하는데, 일부 바벨은 중량 원판이 봉에 고정되어 원판을 바꿀 수 없습니다. 이런 고정형 바벨은 헬스장에서 무게별로 비치해 사용하는 것이고, 가정용으로는 적합하지 않습니다.

슬리브를 기준으로 봉을 나눠 보면, 손잡이부터 슬리브가 일체인 소위 '막봉'이 있습니다. 막봉은 저렴하고, 녹만 때때로 제거해 주면 별도의 관리가 필요 없고, 고장 날 일도 없어 고중량을 다루지 않는 간단하고 경제적인 홈짐에 유용합니다. 바깥 공기와 그대로 접하는 야외 운동시설에서도 이런 이유로 막봉을 쓰죠.

하지만 막봉으로 높은 중량을 다루면 원판에서 발생하는 회전력을 흡수하지 못해 손목이나 팔꿈치 등에 부담이 올 수 있습니다. 또한 슬리브의 지름이 3m 미만으로 가늘어서 규격 원판을 꽂을 수도 없습니다. 막봉은 중앙의 구멍이 작은 소형 원판만 꽂을 수 있습니다.

이에 비해 슬리브 부분이 뚱뚱한 규격봉이 있는데, 이 부분 안쪽에는 베어링 등이 설치되어 손잡이와는 별개로 빙빙 돌며 회전합니다. 이런 회전형 슬리브는 직경이 5cm로 훨씬 굵고, 바벨을 빠르게 움직일 때 원판에 생기는 회전을 흡수해 손과 관절을 보호해 높은 중량까지 다룰 수 있습니다. 여기에는 중앙의 구멍이 큰 규격 원판만 쓸 수 있습니다.

슬리브가 회전하는 봉은 가격이 비싸고, 회전 부위를 잘 관리하지 않으면 고장이 나거나 양쪽의 회전마찰이 엇박자가 나는 일이 생기기도 합니다.

막봉을 쓸지 회전 슬리브가 달린 봉을 쓸지는 전적으로 선택이지만, 고중량을 쓸 생각이 없고 단순히 건강이나 몸매 관리 차원에서 근력운동을 병행한다면 관리가 쉬운 막봉이 무난합니다.

반면, 고중량운동을 즐기고 이후 본격적인 홈짐으로 확장할 계획이 있다면, 호환성이 떨어지는 막봉과 원판에 이중으로 비용을 낭비하지 말고 처음부터 슬리브가 있는 봉과 규격 원판으로 가는 편이 낫습니다.

바벨 길이가 운동할 공간에 적합한지도 따져야 합니다. 규격봉인 소위 올림픽봉은 길이가 2.2m나 되는데, 원판까지 끼우려면 안전을 위한 최소한의 여유 공간이 양쪽 각각 50cm 이상씩은 필요합니다. 그러니 작은 방에서는 쓸 수도 없습니다. 따라서 방이 작다면 1.6~2.0m 정도의 짧은 봉으로 택해야 합니다.

원판은 바벨에 꽂아 쓰기도 하고, 케이블이나 가정용 머신 등의 기구 운동에서 중량을 더하는 역할도 합니다. 실제로 운동할 때는 발판 혹은 기구를 고이는 받침대로 쓰기도 하죠.

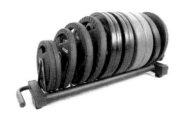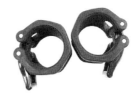

원판과 조임쇠(클립식) ⓒ플러그 피트니스

앞서 적었듯이 원판은 중앙에 뚫린 구멍 크기에 따라 지름 2.5~2.8cm 정도의 막봉에 꽂는 소형 원판과, 지름 5cm 이상의 굵은 회전형 슬리브에 꽂는 규격형 원판으로 나눕니다. 둘은 호환이 불가능해서 하나를 택하면 나머지 원판은 쓸 수 없습니다. 따라서 처음 장비를 마련할 때부터 내가 어떤 기준에 맞출지를 미리 고려해야 합니다.

원판은 원칙적으로 쇳물을 부어 주물로 만드는데, 겉에 플라스틱 케이싱을 입힌 범퍼 플레이트도 있습니다. 케이싱이 없는 주물 플레이트는 바닥에 내려놓거나 비비적대며 마찰될 때 소음이 많이 나는 게 흠입니다. 가능하면 범퍼 플레이트가 좋습니다.

주의할 건 플라스틱 안쪽에 시멘트 모르타르를 충전해 만든 원판입니다. 무게가 같다면 무슨 상관이냐고 할 수도 있겠지만 일단 충격에 깨지기 쉽습니다. 운동을 하다 보면 원판이 어딘가와 부딪치는 일이 잦은데, 이런 원판을 얼마간 쓰다 보면 케이싱 안에서 깨져 달그락거리거나 내용물이 흔들리는 일이 잦습니다.

게다가 이런 원판은 중고 거래도 어렵고, 버렸을 때 재활용도 안 되는 산업폐기물입니다. 이에 비해 금속 원판은 수명이 길고 중고품이나 고철로 처분하기도 쉬우므로 약간의 비용을 더 지불하더라도 내용물이 주물로 된 플레이트를 권장합니다.

원판은 크기도 중요합니다. 국제대회에 쓰이는 공인 규격 원판은 직경 45cm의 원형이며, 색깔로 무게를 구분합니다. 적색 25kg, 청색 20kg, 황색 15kg, 녹색 10kg, 백색 5kg을 뜻합니다. 무게를 미세하게 조절하기 위한 소형 원판(마이크로 플레이트)도 있는데, 같은 색 규격 원판보다 무게가 10분의 1입니다.

대중적으로 쓰이는 원판은 크기가 제각각입니다. 이때 바벨을 랙에 걸고 시작하는 스쿼트나 벤치프레스 등에서는 원판이 크건 작건 별 상관이 없지만 바벨을 바닥에 놓고 시작하는 데드리프트나 역도 등에서는 큰 문제가 됩니다.

규격 원판을 끼우고 바벨을 바닥에 놓으면 손잡이 높이가 대략 21cm 인데, 작은 원판을 쓰면 이보다 높이가 낮아집니다. 바벨 높이가 달라지면 시작 자세도 달라지고, 허리나 무릎 등에 부담도 커져서 난이도가 높아지고 부상 위험도 커집니다. 기록을 판정할 때도 문제가 됩니다. 이때는 밑에 다른 원판을 깔거나 스텝박스 등을 두어 손잡이 높이를 최소한 20cm 이상으로 높이는 게 좋습니다.

바벨에는 원판을 고정하는 조임쇠(락조)도 필요합니다. 가정에서 쓰는 용도로는 스프링이나 클립 방식이 간편합니다. 나사식 조임쇠는 제대로만 채우면 가장 튼튼하지만 사용법이 다소 번거롭고, 일부 저가품은 나사산이 잘 망가지거나 각도가 조금만 안 맞아도 제대로 채워지지 않는 불량도 자주 발견되곤 합니다.

덤벨

흔히 아령으로 불리는 덤벨은 가격이 저렴하고 바벨보다 크기가 작다 보니 제한된 공간에서 홈짐을 막 꾸미려는 사람들이 선호합니다. 그래서 대부분의 사람들은 바벨보다는 덤벨 한 쌍을 사서 홈트를 시작하곤 합니다.

문제는 대부분의 덤벨은 무게가 고정되어 있다는 점인데, 실제로 운동을 할 때는 목표 근육에 따라 다른 무게를 써야 합니다. 이두근운동인 덤벨 컬에 쓰는 무게보다 등운동인 덤벨 로우에 쓰는 무게가 훨씬 높아야 합니다. 어깨운동인 래터럴 레이즈에는 반대로 훨씬 가벼운 걸 써야 하죠.

즉 제대로 운동하려면 여러 종류의 덤벨을 갖춰야 하고, 운동 능력이 발달할수록 무게도 늘려야 합니다. 그럼 끝없이 덤벨을 모아야 하는 불상사가 생기죠. 이 때문에 가정용으로는 무게를 그때그때 바꿀 수 있는 조립식 덤벨을 사곤 합니다. 그럼 조립식 덤벨은 과연 최선의 선택일까요?

그에 관해 이야기하기 전에, 덤벨을 고르는 기준부터 알아보죠. 일단 첫 번째는 크기입니다. 덤벨의 길이나 양 끝 지름이 너무 크면 동작에 제약이 큽니다. 양 끝의 중량 부위가 수박만 한 덤벨로 컬을 하면 끝까지 올리거나 내릴 수 없고, 덤벨 벤치프레스는 끝까지 올렸을 때 양쪽 덤벨 두 개가 쿵쿵 닿아버리죠. 덤벨 로우도 몸에 닿아 끝까지 올리지 못합니다. 이 때문에 덤벨은 '같은 무게라면 짧고 작아야' 절대적으로 유용합니다.

덤벨을 고를 때는 재질도 잘 살펴야 합니다. 크기는 결국 재질에서 결정되니까요. 전체가 쇳덩이로 된 제품, 우레탄이나 고무 코팅이 된 제품, 시멘트 모르타르를 충전한 저가 제품 등이 있는데, 쇳덩이 제품은 크기가 작은 게 장점이지만 들거나 내릴 때 쿵쿵 울리는 문제는 있습니다. 소음 진동이 문제가 안 되는 환경이라면야 최선의 선택이죠.

코팅 덤벨은 소음 진동이 작지만 쇳덩이보다 크기가 커지는 게 단점입니다. 일부 제품은 초기에 고무나 석유 냄새가 심하게 나서 집에 들여놓기 힘든 때도 있습니다. 그래도 크기가 심각하게 큰 정도는 아니고, 냄새는 시간이 지나면 해소되므로 그럭저럭 무난한 선택지는 됩니다.

최악의 선택지는 원판에서처럼 시멘트 모르타르 충전 덤벨입니다. 이것 역시 몇 번 쓰다 보면 속에서 깨져 달그락거리고, 일반 쓰레기로도 버릴 수 없는 산업폐기물로 전락합니다.

그렇게 보면 조립식을 택할지는 답이 나옵니다. 무게 고정식 덤벨이 현실적으로 어렵다면 어쩔 수 없이 조립식을 사야겠지만 시중의 저가 조립식 덤벨의 상당수는 크기가 크고 콘크리트로 충전한 제품입니다. 꼭 조립식으로 사야겠다면 당장은 값이 비싸도 크기가 작고 금속으로 된 제품이 장기적으로 비용을 더 아끼는 셈이 됩니다.

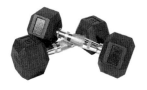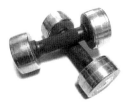

©플러그 피트니스   육각고무덤벨과 크롬덤벨

개인적으로는 공간만 충분하다면 초보자는 바벨과 원판을 먼저 사고, 래터럴 레이즈 등 보조운동을 시작할 때 가벼운 중량의 무게 고정식 덤벨을 마련하는 편을 권장합니다. 이런 종목들은 중량보다는 집중력으로 승부하는 종목이라 무게의 증량이 매우 더딘 편이니까요. 쇳덩이라 중고로 매매하거나 재활용품으로 처리하기도 쉽습니다.

케틀벨

케틀벨kettlebell은 둥근 쇳덩이에 손잡이가 달린 운동기구로, 바벨이나 덤벨보다는 우리나라에 늦게 알려졌지만 최근에는 많이 대중화되었습니다.

케틀벨의 특징은 무게중심이 손 밖에 있어 동작에 따른 모멘트암이 크다는 점입니다. 쉽게 말해 동작 내내 운동 강도가 극심하게 변합니다. 특히 스윙이나 스내치 같은 역동적인 동작에서 이런 특징이 두드러져서 같은 무게의 덤벨보다 훨씬 높은 강도의 자극을 경험할 수 있습니다.

특히 케틀벨 스윙은 바닥 진동이나 소음을 전혀 내지 않고도 고강도의 심폐운동과 몸 후면 근력운동을 병행할 수 있어서 특히 홈트에서 필수로 권장하는 운동이기도 합니다.

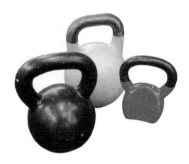
다양한 케틀벨

따라서 케틀벨은 스윙 용도로 하나 정도는 마련하기를 권장하며, 해당되는 무게의 덤벨이 없는 경우에 대용할 수도 있습니다. 스윙 용도를 기준으로 하면 몸 크기와 힘에 따라 성인 여성은 4~8kg, 성인 남성은 8~16kg 정도로 시작합니다.

소음과 진동을 줄이는 장비들

이 단계의 홈짐부터는 중량물을 다루기 때문에 바닥의 완충과 소음 저감은 더 중요해집니다. 맨몸운동에 쓰던 무른 재질의 TPE매트는 기구를 올려놓으면 흠집이 나거나 주저앉기 때문에 기구운동에 쓰기는 부적합하고, 소음을 막기도 역부족입니다. 물렁한 바닥 위에 서면 중량물을 다룰 때 불안정해지는 치명적인 단점도 있습니다. 근력운동을 할 때 바닥은 안정적이고 단단해야 합니다.

바닥 전반 – 고경도 고무매트

근력운동을 할 때 바닥에 까는 매트로는 조각으로 된 고경도 매트나 고무매트를 권합니다. 흔히 헬스장 매트로 통칭합니다.

운동하는 범위 전체에 걸쳐 까는 것이 좋으며, 어렵다면 최소한 바벨이나 덤벨을 놓는 곳, 내가 딛고 서는 곳만이라도 깔아줍니다. 500mm×500mm의 매트 네 장을 깔면 가로세로 2m의 공간을 만들 수 있습니다. 다루는 무게가 높을수록 두꺼워야 하는데, 가정용으로는 15~25mm를 사용합니다.

고무매트는 유해한 유기용매 등의 냄새가 심하거나 가루가 날리는 것도 많아 자칫 건강에 해가 될 수도 있습니다. 구매하고 바로 사용하기보다는 잘 닦은 후 며칠간 바람 잘 통하는 그늘에서 냄새를 뺀 후 사용합니다.

바닥에 중량물을 놓고 운동할 때 – 데드리프트 패드나 슬링랙

무거운 바벨이나 덤벨을 많이 사용하거나, 데드리프트를 즐겨 한다면 흔히 '데드리프트 패드'라고 부르는 단단한 재질의 전용 패드를 기구 밑에 두기도 합니다. 여행 가방만 한 크기로 바벨의 양쪽 원판 밑에 깔며, 무거운 바벨을 바닥에 세게 내려놓아도 바닥에 충격을 전달하지 않는 아주 두꺼운 패드입니다. 두께가 매우 두꺼워 작은 원판을 쓸 때 바벨봉을 쥐는 높이를 높여주는 효과도 있습니다.

이 패드는 데드리프트의 충격 완화 외에 허리를 보호하는 역할도 합니다. 운동할 때 바닥에서 바벨이나 덤벨을 계속 들다 보면 아차 하다가 허리를 다치는 일이 많습니다.

부상은 운동 중에만 일어난다고 생각하기 쉽지만 사실 준비 단계로 바닥에서 기구를 들다가 혹은 옮기다가 어처구니없이 다치는 일도 많습니다. 운동 전후에는 운동할 때보다 긴장을 덜 하다 보니 운동할 때는 다치지 않을 무게에서도 실수를 저지르는 것이죠.

특히 고관절이나 발목이 유연하지 못해 바닥까지 손이 닿기 힘든 분들일수록 허리를 구부정하게 말아서 무게를 들기 쉬워 더 위험합니다. 그래서 필자는 평소에도 덤벨 등을 스텝박스처럼 다소 높이가 있는 기구 위에 올려놓고 운동합니다. 주의할 점은, 높이가 운동 효과 면에서는 독이 될 수도 있다는 점입니다. 규격 원판처럼 아주 큰 원판을 쓴다면 운동 범위를 줄이는 범인이 되기도 하죠.

그 외에 질긴 줄로 바벨을 받치도록 만들어진 슬링랙이라는 장치도 있습니다. 슬링랙도 소음이 거의 없이 바벨을 바닥에 놓을 수 있고, 바벨 원판 교체도 쉬운 게 장점입니다. 패드에 비해 자리도 덜 차지하죠., 단, 구조상 바벨에만 사용할 수 있고 덤벨이나 케틀벨 등 여타의 중량 기구에는 사용하지 못하는 게 단점입니다.

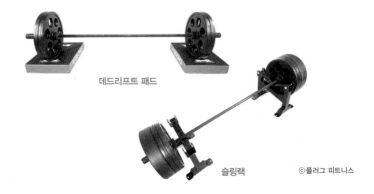

데드리프트 패드

슬링랙   ⓒ플러그 피트니스

06
4단계 홈짐
가정용 랙을 갖춘 홈짐

이 단계부터는 본인만의 운동 공간을 마련할 수 있는 사람들을 위한 구성입니다. 3대 운동(스쿼트, 데드리프트, 벤치프레스)을 포함한 대부분의 운동과 프로그램을 스스로 계획해서 실시할 수 있고, 중량도 높여가는 중상급자에게 필요한 시설입니다. 앞서 말한 3단계 기구들에 추가로 필요한 장비들을 정리해 봅니다.

최근 홈짐 붐을 타고 랙이나 벤치, 케이블 머신 같은 대형 홈짐 용품도 많이 판매되고 있는데, 50~100만 원 남짓의 단순 랙부터 시작해 케이블이나 레그 익스텐션 등 각종 액세서리들이 부착된 수백만 원대의 소위 '종합 머신'도 많이 나오고 있죠.

한편 헬스장이나 각종 건강시설 등에서 주기적인 교체 수요가 있어 중고 거래도 활발한 편입니다. 새 제품을 고집하지 않고 각종 커뮤니티나 전문 유통 업자를 통해 새 제품 같은 중고품을 알아보기도 합니다. 이때 헬스장용 장비는 높이나 무게 등이 주택의 구조에는 맞지 않을 수도 있으니 주의가 필요합니다.

가정용 랙

이전 단계와의 가장 큰 차이는 랙의 유무입니다. 랙은 간단히 말하면 바벨을 거는 틀인데, 바벨 스쿼트나 바벨 벤치프레스에서 없어서는 안

될 필수 장비이고, 다른 여러 바벨 운동에서도 좀더 쉽고 효율적으로 운동할 수 있게 하는 유용한 장비입니다.

헬스장 등에 설치되는 대형 랙은 단순한 바벨 거치대를 넘어서 운동 기구를 설치하는 기본 플랫폼이 됩니다. 턱걸이 봉, 원판 거치대가 되고, 케이블 머신이나 랜드마인 등의 부속 장치들을 달아 확장도 됩니다.

단, 주택은 상업 건물에 비해 천장이 낮고 방의 크기도 작아서 랙과 바벨 모두 약간씩 크기를 줄인 간이형 랙을 써야 하는 때가 많습니다. 보통 헬스장용 랙은 높이가 2.3미터 이상으로 나오지만 가정용은 높이가 2.1미터를 넘지 않죠.

랙의 기본적인 기능은 바벨을 얹는 캐처(J컵)입니다. 여기에, 실수로 바벨을 놓치거나 무게를 감당 못 해 주저앉을 때 잡아주는 안전장치인 안전바(세이프티 바)가 옵션으로 들어갑니다. 캐처는 운동하는 사람의 키와 종목에 따라 그때그때 바꿔서 조절할 수 있게 되어 있습니다. 스쿼트를 한다면 바벨이 가슴 높이에 오도록 두어야 하고, 벤치프레스를 한다면 벤치에 누웠을 때 손을 위로 뻗어 닿는 높이가 되어야 하죠.

세이프티 바는 혼자 바벨 운동을 한다면 매우 중요하기 때문에 가정용이라도, 아니 가정용일수록 더 필수로 달려 있어야 합니다. 분리형이나 하프 랙이라면 랙 앞으로 튀어나온 파이프 모양이 대부분입니다. 박스형 랙은 적당한 높이에 줄(슬링 랙)을 걸치거나 철봉을 걸어 떨어지는 바벨을 받쳐줍니다.

랙은 다른 운동기구보다 특히나 무게가 중요합니다. 강재가 두껍고 무거울수록 안정적이고 진동이나 흔들림도 적습니다.

랙의 종류를 정리해 보면 이렇습니다.

분리형 랙

두 개의 분리된 받침대로 바벨을 받치는 가장 기본적인 랙으로, 하체 대라고도 합니다. 분리형 랙은 이동이 가능한 게 가장 큰 장점입니다. 가격이 저렴하고, 공간도 적게 차지합니다. 역도 선수들도 주 종목인 인상과 용상은 바벨을 맨 바닥에 놓고 훈련하다 보니 스쿼트를 할 때는 이런 분리형을 그때그때 가져다 놓고 씁니다.

분리형은 쉽게 흔들리다 보니 바벨을 잘못 거는 사고가 잦습니다. 구조상 세이프티 바를 달기도 어렵고, 설사 달아도 무거운 바벨을 받치기는 불가능하므로 혼자 운동하며 쓰기에는 안전성에 문제가 있습니다. 단체 훈련실 등 사람이 많은 곳에서, 역도 선수들처럼 실수할 일이 적은 고급자들이 쓴다면 몰라도 혼자 운동하는 홈짐에는 일반적으로 추천하지 않습니다.

다만 폭을 조절할 수 있다는 건 큰 장점이기 때문에 공간 제약이 아주 많고, 다른 선택의 여지가 없다면 최대한 무겁고 안정적인 분리형 랙을 활용할 수도 있습니다.

벤치프레스 랙

이름 그대로 벤치프레스 전용 랙입니다. 보통은 바벨을 거는 부분과 드러눕는 벤치가 일체형으로 되어 있죠. 거치대가 낮아서 스쿼트 같은 다른 운동은 할 수 없습니다. 수십 년 전 과거에 운동한 분들에게는 이런 랙이 더 익숙할 수도 있습니다.

헬스장 등 단체 운동시설에서는 벤치프레스를 하는 사람이 워낙 많아서 이걸 놓지만, 비용과 공간상의 한계가 있는 홈짐에서 벤치프레스 매니아가 아니라면 벤치 전용 랙을 둘 이유는 없습니다. 일반적인 랙에 벤치를 두고 하는 편이 낫습니다.

하프 랙

우리나라 헬스장에서 가장 흔히 볼 수 있는 랙입니다. 바벨 양쪽을 받아주는 문틀 모양의 기본 프레임이 있고, 캐처와 세이프티 바가 앞으로 돌출된 형태의 랙입니다. 바벨을 거는 부분이 뒤로 경사가 지거나 계단식으로 되어 있기도 합니다.

최근에는 치닝디핑에서 구조나 크기 등을 랙 비슷하게 강화하고 캐처를 달아서 하프 랙 비슷하게 만든 '랙인지 치닝디핑인지' 애매한 제품군도 나오고 있습니다.

본격적인 홈짐을 마련할 계획이라면 보통 분리형이나 하프 랙부터 시작하는데, 공간이 충분하다면 하프 랙으로 바로 가는 쪽을 권합니다.

이때 주의할 점은 랙과 봉의 궁합입니다. 랙의 캐처는 봉의 슬리브보다 안쪽을 잡아줘야 합니다. 랙의 폭에 비해 봉이 너무 짧으면 걸 수가 없습니다. 반대로 랙보다 봉이 너무 길면 한쪽에만 무게를 달았을 때 무게중심이 심하게 무너지면서 자칫 바벨이 전도될 위험이 있습니다. 따라서 구매 전에 해당 랙에 어느 길이의 봉을 쓸 수 있는지 반드시 확인해야 합니다.

박스형 랙

박스형 랙은 상자 모양 뼈대로 사방을 둘러싸고 사람이 그 안으로 들어가서 운동하는 랙입니다. 현장에서는 '파워 랙'이라고 부르기도 합니다. 당연히 큰 공간을 차지하죠. 높은 무게를 얹을 수 있고, 여러 부속품을 달 수도 있고, 안전바도 옵션이 다양합니다.

가격대가 다소 높고 넓은 면적을 영구적으로 차지하기 때문에 헬스장에서 많이 씁니다. 가정용으로 쓰려면 방 하나를 홈짐 용도로 온전히 투자할 수 있는 경우에 한해 선택할 수 있습니다.

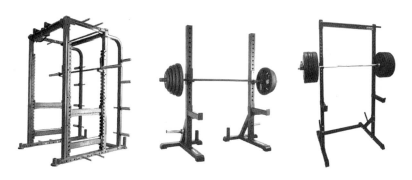

박스형 랙(파워랙), 분리형 랙, 하프 랙   ©IronRex, ©플러그 피트니스

랙에 추가되는 옵션들

랙은 순수하게 바벨을 거는 목적으로만 쓸 수도 있지만 제품에 따라서는 여러 옵션을 추가할 수 있는 경우도 있습니다.

대표적인 옵션은 랫풀다운 등을 할 수 있는 케이블 운동기구, 바벨을 꽂아서 로우나 스쿼트 등을 할 수 있는 랜드마인, 딥스를 할 수 있는 손잡이 등이 있습니다.

바닥 작업

랙은 가정집 맨바닥에 그냥 덜컥 놓지는 않습니다. 랙과 바벨이 부딪치는 소음, 바닥을 통해 전해지는 진동 등이 문제가 되기 때문이죠. 소음·진동을 걱정할 필요 없는 단독주택이라 해도 바닥재나 마감이 파손될 수도 있습니다. 공동주택에서는 방바닥을 보호하는 완충용 매트 등을 깐 후 그 위에 헬스장용 고경도 매트나 고무매트를 깔고 그 위에 랙을 설치합니다. 단독주택이라면 밑에 합판 등을 깔고 바벨과 랙 밑에 고경도 매트나 고무매트를 깝니다.

이런 공사는 봉의 길이와 랙의 사이즈를 고려해야 합니다. 2.2m짜리 규격봉을 쓴다면 운동과 원판 교체를 위한 여유 공간을 감안해 양쪽으로 최소 30cm 이상씩을 두어 2.8~3m 폭으로 공사를 해야 합니다. 봉이 짧다면 그만큼 공사할 공간도 줄어듭니다.

깊이는 랙의 크기와 운동 공간을 감안해서 최소한 1.5~2m 정도는 되는 게 좋습니다. 즉 랙을 놓는다면 사실상 한국의 가정집에서 방 하나를 온전히 다 투자해야 한다는 의미가 되죠.

운동용 벤치

랙을 놓는다면 반드시 짝꿍으로 따라와야 하는 것이 벤치입니다. 벤치는 벤치프레스나 라잉 익스텐션처럼 누워서 하는 운동에서 몸을 싣는 장치가 되고, 자리에 앉아서 해야 하는 몇몇 종목들에서는 앉는 의자가 되기도 합니다.

헬스장에서는 벤치와 복근운동용 보드가 구분되어 있지만 집에서 할 때는 대개 벤치에서 복근운동을 하죠. 대부분의 운동기구가 그렇듯이 벤치도 크고 무거울수록 안정적입니다.

벤치에는 등받이가 수평으로 고정된 평벤치가 있습니다. 그 외에 필요에 따라 등판을 의자처럼 들어 올리거나 내릴 수 있는 인클라인·디클라인 등 각도 조절 벤치가 있습니다. 각도 조절 벤치도 등판을 똑바로 펴면 기본적으로 평벤치와 같습니다.

안정적이기로 말하면 모든 부품을 용접해서 단단히 고정한 평벤치가 가장 튼튼하고, 무게도 잘 받치며, 가격도 저렴합니다. 하지만 인클라인 벤치프레스나 인클라인 컬, 오버헤드 프레스 등의 다양한 종목을 소화하려면 등받이 각도가 변하는 벤치가 가격은 다소 비싸지만 두루두루 쓰임새는 많습니다.

사람이 많이 드나드는 상업 헬스장이라면 둘 다 놓으면 되지만 홈짐에선 어차피 하나를 택해야 합니다. 본인이 파워리프터처럼 아주 높은 중량을 다루고, 플랫 벤치프레스에만 주력한다면 허용 중량이 높고 튼튼한 평벤치가 좋습니다. 하지만 그 정도로 높은 중량을 다루지는 않고, 다양한 종목을 두루 하고 싶다면 각도 조절 벤치 중 최대한 튼튼한 제품을 선택하는 편이 현실적입니다.

벤치를 고를 때는 키와 종아리 길이도 감안해야 합니다. 벤치에 누워 두 발로 바닥을 디뎠을 때 발바닥이 완전히 지면에 닿아야 합니다. 서구인 체형에 맞춰 높게 제작된 일부 벤치는 벤치프레스 자세로 누웠을 때 바닥을 까치발로 디뎌야 하거나, 밑에 원판 등을 대지 않으면 발이 땅에 닿지 않아 안정적으로 무게를 못 치는 난감한 상황이 생기기도 합니다.

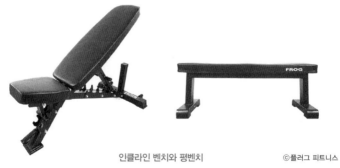

인클라인 벤치와 평벤치   ©플러그 피트니스

중량 백

홈짐에 랙을 놓을 정도라면 중량 백bag 종류의 운동기구도 하나쯤 마련하기를 추천합니다. 바벨이나 덤벨, 케틀벨 등의 운동기구가 흉기로 쓸 수 있을 만큼 단단한 데에 비해 백 종류는 (인조)가죽 주머니에 모래나 완충재 등을 채워 모양을 만들고 중량을 채운 게 특징입니다.

주머니형 기구의 장점은 물렁해서 몸에 부딪치거나 심지어 떨어뜨려도 된다는 점입니다. 그게 대체 무슨 장점인지 의아할 수 있는데, 일반적인 기구 근력운동에서 구사하기 힘든 빠르고 격렬한 동작, 심지어 던졌다가 받는 등의 동작도 할 수 있습니다. 설사 떨어뜨려도 철퍽 하는 소음이 한 번 나는 것을 빼면 크게 위험할 것도 없습니다. 전형적인 근력운동보다는 재활운동, 다이어트나 기초체력을 위한 컨디셔닝운동에 적합한 기구입니다.

대표적인 중량 백은 초승달 모양의 불가리안 백입니다. 양쪽의 손잡이를 쥐고 크게 휘두르는 '불가리안 백 스핀'이나 클린 등을 할 수 있고, 등에 지고 뛰거나 점핑 런지, 워킹 런지 같은 운동을 할 수도 있습니다. 남성은 8~12kg, 여성은 4~6kg 정도로 시작하면 무난합니다.

둥근 모양의 메디신 볼은 원래 몸통을 단련하는 재활 운동기구로 널

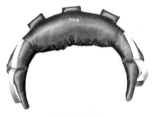
불가리안 백

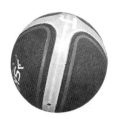
메디신 볼

리 쓰이던 것인데 이 목적 그대로 코어 운동에, 낮은 강도의 스쿼트나 우드촙 같은 컨디셔닝운동에, 그밖에 던지기 등에도 두루두루 활용할 수 있습니다. 여성이나 노약자는 2kg 이내로, 남성은 4kg 이내로 시작합니다.

쉬어가기

바벨을 지고 울고 싶던 날

필자는 안전에 예민한 편이지만 30년 가까이 운동하는 동안 실수가 없을 수는 없겠죠. 그 중 랙에 관련된 황당 에피소드를 적어 봅니다.

당시 필자는 지인이 운영하는 PT숍에서 고객이 없는 시간을 빌려 혼자 운동을 했는데, 게으름병에 벤치니 기구들을 마구 늘어놓았습니다. 바벨 운동을 할 때는 주변에 거치적거릴 것들을 싹 치우고 해야 하는데, 보는 눈이 없다고 대충 흩어놓고 운동했다가 결국 사달이 나고 말았습니다.

그날은 마무리로 바벨을 어깨에 지는 운동을 하고 있었죠. 최고 기록보다 무거운 바벨을 스쿼트 하듯 랙에서 뽑아 어깨에 지고 잠시 버틴 후 도로 랙에 거는 동작입니다. 무게감을 익히는 훈련도 되고, 뼈나 인대에 압박을 주어 밀도 성장을 자극하죠. 무거운 바벨을 지지만 움직이거나 큰 힘을 쓰는 운동은 아니므로 '정상적인 상황이라면' 꽤 안전한 강화 운동입니다.

그런데 이날은 바벨을 등에 얹고 으쌰 올린 순간, 한쪽의 캐처가 랙에서 빠져 바닥에 툭 떨어져 버렸습니다. 스쿼트를 하려는 목적이 아니랍시고 세이프티 바도 안 걸어놓은 상태였죠.

망…했…다!

역도장에서라면 바벨을 뒤로 던져버리면 되는데, 여기선 그것도 곤란했죠. 몇 발짝 뒤에는 대충 밀어놓은 벤치가 있었고, 주변 바닥엔 케틀벨에 원판에 별의별 잡동사니가 다 뒹굴고 있었으니까요. 바벨을 던졌다가는 어디에 부딪혀 어디로 팅

길지 모를 노릇.

어깨에는 내 스쿼트 기록보다 한참 무거운 바벨이 얹혀 있고, 얹을 자리도 떨어뜨릴 자리도 없는데 하필 이런 날 혼자라니! 누군가 옆에 있다면 바닥에 뒹구는 캐처만 주워 랙에 걸어 달라고 했을 텐데 말입니다. 그 랙의 캐처가 평소에도 유난히 달그락거리기는 했지만 설마 바벨과 함께 빠져버릴 줄은 상상도 못 했습니다. 텅 빈 PT숍에서 혼자 바벨을 진 채로 그냥 얼이 빠져버렸죠.

사실 이와 비슷한 상황이 홈짐에선 언제든 생길 수 있습니다. 사고가 나도 도와줄 사람이 없죠. 홈짐이 일반화된 서구권에서는 대형사고의 상당수가 혼자 운동하다 깔리거나, 실신하거나, 바벨을 잘못 거치하거나, 걸려 넘어지거나, 기구에 문제가 생기는 등 '누군가 옆에 있었다면 최악까지는 가지 않았을' 상황에서 주로 벌어집니다.

그러니 홈트로 고중량을 쓴다면 헬스장에서보다 안전에 열 배는 신경을 써야 합니다. 세이프티 바는 필수이고, 바닥에 흘어놓은 물건도 없어야 합니다. 걸려 넘어져 피를 흘리며 기절해도 아무도 와 주지 않습니다. 필자는 그날 정말 바보짓을 한 거죠.

아, 제가 어떻게 빠져나왔냐고요? 일단 바벨을 진 채 엉금엉금 게걸음으로 움직여서 원판이나 덤벨 같은 물건들을 툭툭 걷어차서 멀리 치웠죠. (물론 너무 무거워서 많이는 못 움직였습니다.)

그렇게 대충 자리를 만든 후, 엉덩이가 최대로 내려가는 ATG스쿼트로 천천히 앉았고, 하단에서 바벨을 뒤로 휙 떨어뜨리고 앞으로 얼른 빠져나왔습니다. 소음은 제법 컸지만 바벨이 제 쪽으로 팅기는 최악의 사고는 나지 않았습니다. 아래층에서 욕을 좀 했을지는 모르겠군요.

어쨌든 위기는 벗어났고 다치지도 않았지만, 그날의 트라우마 때문에 그 뒤로 문제의 랙에서는 운동을 안 하게 되었죠. 사실 과거의 랙은 캐처를 위로 올리면 쑥 빠지는 방식이라 비슷한 일이 가끔 생긴다는 이야기를 들었습니다. 요즘은 캐처가 빠지지 않도록 고정하는 장치가 달린 랙도 나오니 그날 필자가 겪은 '울고 싶은 상황'은 안 생길지도 모르겠습니다.

07
유산소 및 컨디셔닝 운동기구

근력운동이 지금처럼 일반화되기 전에는 집에 운동기구를 들인다고 하면 대개 유산소운동 기구를 뜻했습니다.

바벨과 덤벨만 있으면, 혹은 맨몸으로도 시작할 수 있는 근력운동에 비해 유산소운동 기구는 트레드밀이나 고정식 자전거, 일립티컬처럼 대개 크고, 자리를 많이 차지하고, 가격도 비쌉니다. 클럽용과 품질 차이도 크게 나죠. 개인적으로는 유산소운동은 가정용 기구 구매보다는 야외 걷기나 달리기를 우선 추천합니다. 공동주택이나 직장이라면 계단도 운동 장소로 활용할 수 있습니다.

물론 유산소운동 기구를 사려는 이유도 있을 수 있습니다. 미세먼지나 치안 등 주변 여건이 나쁠 때, 비가 올 때, 혹은 감염병 같은 예외적인 상황이라 야외 운동이 반 강제로 여의치 않다면 방법이 없겠지요. 하지만 단순히 '밖에 나가기 귀찮은데 집에 놓으면 하겠지'라는 생각에 산다면 백발백중 비싼 빨래걸이만 됩니다. 이런 기구들은 렌탈도 가능하니 한두 달 렌탈로 활용성을 판단한 뒤 결정하는 것도 좋습니다.

이런 대중적인 유산소운동 외에 최근 등장하는 다소 이질적인 유산소운동도 있습니다. 로잉머신 같은 컨디셔닝운동 기구 혹은 사물인터넷(IoT)을 응용한 실시간 레이스, 온라인 단체 트레이닝 등이 여기에 해당합니다. 이런 운동은 헬스장에서도 기구를 갖춘 경우가 드물기 때문에 불가피하게 기구를 구매해야 할 수도 있습니다.

그럼 가정용 유산소운동 기구들을 차례대로 알아봅니다.

전통의 강자 트레드밀, 그런데 홈짐에선?

흔히 러닝머신이라고 부르는 트레드밀은 대표적인 유산소운동 기구이지만 고가인 데에다 자리를 많이 차지하고 소음·진동의 문제도 있습니다. 단독주택이거나, 집이 넓고 층간소음이 매우 적은 공동주택이라면 몰라도 홈짐 용도로는 선뜻 추천하기 어렵습니다.

트레드밀은 과거에는 모터로 돌아가는 전동식이 대부분이었지만 최근에는 모터 없이 자신의 체중으로 동력 없이 움직이는 곡선형 무동력 트레드밀도 차츰 느는 추세입니다.

전동식 트레드밀의 가장 큰 특징이라면 바닥판이 움직이고 운동하는 당사자는 제자리를 지킨다는 점입니다. 보통의 야외 달리기에서는 공기저항이 있고, 다리를 뒤로 차는 동작을 통해 추진력을 얻지만 전동식 트레드밀에서는 공기저항이 없고, 다리를 앞으로 뻗는 동작이 주가 됩니다. 때문에 1~2도 정도 오르막으로 설정해야 야외 운동과 비슷한 효과를 냅니다.

전통적인 전동 트레드밀은 특성상 속도 상한선이 있는데, 대부분의 트레드밀은 안전이나 내구성, 소음·진동 문제 때문에 시속 16km를 상한선으로 세팅합니다. 하지만 경량화된 가정용 트레드밀에서는 소음이나 진동, 내구성 문제 등으로 이 정도 속도도 온전히 다 내기는 쉽지 않습니다.

또한 전동식 트레드밀의 기계적인 특성상 그때그때 즉각적으로 속도를 바꿀 수가 없습니다. 이 때문에 최근 많이 실시하는 고강도의 인터벌 트레이닝을 할 수 없다는 것도 큰 단점이죠. 곡선형의 무동력 트레드밀이 인기를 얻는 것도 제한적이나마 인터벌 트레이닝이 가능하기 때문입니다.

또한 상당수 제품이 접거나 이동이 가능해서 자리를 덜 차지한다고 광고하지만 실제로 해 보면 이동 설치가 간단하지 않습니다. 현실에서는 몇 번 해 보다가 결국은 그냥 계속 펼쳐 놓고 쓰게 됩니다. 접거나 옮기는 기능은 오래 안 쓸 때 처박는 기능으로나 전락하죠. 따라서 트레드밀을 들여놓기로 마음을 먹었다면 '앞으로도 계속 그 자리를 차지할 것'이라는 점을 감안해야 합니다.

최근에는 트레드밀에서 크기를 줄이고 딱 걸을 수만 있게 만든 '워킹머신'도 있는데, 작은 크기 때문에 보폭을 충분히 넓게 디딜 수가 없어 운동 효과 면에서는 문제가 있습니다. 따라서 본인이 굳이 달리기는 필요 없고 걷기 운동만 할 참이라고 해도 (공간만 허용한다면) 바로 전동식 트레드밀로 가는 편이 유리합니다.

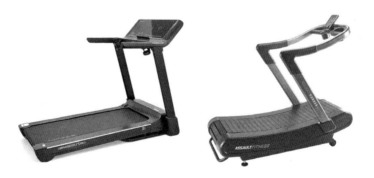

전동식 트레드밀과 곡선형 무동력 트레드밀　　ⓒ이고진, ⓒ어썰트 피트니스

이외에도 가정에서 트레드밀을 구매해 운동을 한다면 몇 가지 주의점이 있습니다.

- 비상시가 아닌 한 옆의 손잡이를 잡아선 안 됩니다. 손에 실리는 체중만큼 소모 에너지가 줄어 운동 효과에서 손해를 보게 됩니다.
- 운동 중간중간 방향이나 등판 각도의 변화가 있는 야외 운동과 달리 트레드밀은 같은 동작만 기계적으로 반복하게 됩니다. 그런 상황에서는 관절면의 같은 부위만 마모됩니다. 관절 건강을 위해서는 운동 도중 트레드밀 속도를 계속 바꿔줍시다.
- 근력운동을 할 때처럼 하부에 소음·진동을 완화할 수 있는 완충 패드 설치는 필수입니다.
- 반드시 러닝화를 착용해 관절을 보호합니다.

홈트의 강자, 고정식 자전거

자전거를 실내에서 탈 수 있게 만든 고정식 자전거는 헬스장에서는 대개 트레드밀에 밀려 찬밥 신세지만 홈트로 오면 상황이 달라집니다. 크기가 작고, 가격도 상대적으로 저렴하며 소음·진동도 적은 편이라서 홈트에서는 유독 선호도가 높습니다.

고정식 자전거의 가장 큰 특징은 체중을 안장에 실은 상태로 다리만 움직인다는 점입니다. 체중에 무관하게 하체에 실리는 부담은 거의 같아서 체중 때문에 걷기나 달리기가 힘든 고도비만, 무릎 통증으로 운동이 어려운 고령자에게 특히 유용하죠.

또한 트레드밀과 달리 순간적으로 속도를 바꿀 수 있어서 인터벌 트레이닝이 가능하고, 체력이 좋은 젊은 사람과 운동 경력자도 유용하게 쓸 수 있습니다.

고정식 자전거는 크게 보아 입식과 좌식이 있는데, 입식은 다리를 아래로 뻗어 타는 것으로, 보통의 자전거를 생각하면 됩니다. 대부분의 건강한 일반인에게는 입식이 적당합니다. 반면 엉덩이와 등을 대고 앉아 다리를 앞으로 내밀고 타는 좌식 자전거도 있는데, 몸통을 거의 쓰지 않고 하체 위주로 사용하는 게 특징입니다. 좌식 자전거는 운동 강도가 낮고 허리 부담이 적어 고령자나 허리질환이 있는 사람들에게 적합한 형태입니다.

또 한 가지 구분으로는 전통적인 마그네틱 벨트 방식이 있고, 무거운 금속제 디스크를 바퀴처럼 달아 가속과 감속 등에서 실제 자전거와 유사한 느낌을 구현하는 스핀바이크가 있습니다. 최근에는 바람의 저항을 이용하는 에어 바이크도 등장했죠.

근래에는 스핀바이크가 가장 널리 쓰이는데, 디스크가 무거울수록 기구 자체도 안정적이고 폭넓은 운동 강도를 낼 수 있습니다. 공기압식 에어 바이크는 커다란 팬을 달아 공기의 유체역학적인 저항을 이용합니다. 다른 형태의 고정식 자전거에 비해 난이도가 높고 초기 가속이 힘들어서 인터벌 트레이닝에는 최적입니다. 체력이 약한 초보자는 소화하기 어렵고, 진동은 크지 않지만 소음은 큰 편이니 방음이 잘 안되는 공동주택이라면 주의해야 합니다. 가격대도 매우 높은 편이죠.

저가의 가정용으로는 마그네틱 벨트 방식의 경량 제품이나 접이식도 팔립니다. 운동능력이 낮고 몸이 작다면 상관이 없겠지만 체격이 크거나 고도비만인, 인터벌 트레이닝을 하려는 분들에겐 이런 경량 고정식 자전거는 추천하지 않습니다. 고정식 자전거도 무거워야 안정적이고 소음도 적습니다. 너무 가볍거나 형태가 불안정하면 조금만 속도를 내도 중심이 흔들리고 최악의 경우 넘어질 수도 있습니다.

고정식 자전거는 장시간 같은 속도로 타기보다는 1~2분 정도의 간격으로 빠른 역주와 가볍게 돌리는 동작을 번갈아 수행하는 '인터벌 방식'이 적합합니다. 인터벌 방식 자체가 같은 강도의 운동보다 체력 발달에 유리한 면이 있고, 동일한 동작을 장시간 반복하는 건 특정 부위의 관절 마모를 촉진하기 때문입니다.

고정식 자전거를 쓸 때도 아래와 같은 조건은 지켜야 합니다.

- 반드시 신발을 신고 운동합니다. 집 안이라고 맨발로 운동하는 경우가 많은데, 발바닥의 특정 부위에 무게가 집중되면서 발목이나 무릎에 부담이 올 수 있습니다.
- 페달을 위에서 누를 때만 힘을 주고 뒤로 밀거나 당겨 올리는 동작에서는 힘을 쓰지 않는 분들이 많습니다. 이렇게 되면 대퇴사두근만 쓰고 하체 다른 부위는 단련이 되지 않으며, 무릎에도 부담이 큽니다. 페달을 돌리는 동작 전체에 걸쳐 하체 근육을 쓰도록 합니다.
- 안장의 높이 설정은 안전이나 운동 효율에 매우 중요합니다. 페달을 제일 아래로 내렸을 때 다리가 10도 정도 약간만 굽도록 안장 높이를 설정합니다.

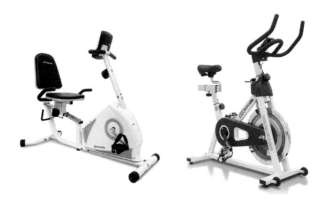

고정식 자전거(좌식)와 스핀바이크(입식)   ⓒ이고진

일립티컬과 스테퍼

그 외에 많이 쓰이는 기구는 일립티컬 트레이너와 스테퍼가 있습니다. 일립티컬은 헬스장에서도 일부 볼 수 있지만 스테퍼는 주로 가정에 홈트 용도로 많이 판매됩니다.

둘은 언뜻 보면 고정식 자전거와 트레드밀을 합쳐놓은 원리와 비슷해 보이고, 실제로도 무릎에 충격이 없다고 오해하기 쉽습니다. 하지만 트레드밀은 바닥을 디디는 힘이 추진력으로 전환되며 하체 부담이 무릎과 고관절, 허리로 분산됩니다. 고정식 자전거도 엉덩이를 안장에 싣기 때문에 체중이 얼마나 되든 그 부담이 하체로 온전히 전가되지는 않습니다.

그에 비해 일립티컬이나 스테퍼는 체중을 실어 위에서 누르는 동작을 반복하고, 특히 스테퍼는 한쪽 다리로 수직으로만 누르게 되어 무릎과 허리에 부담이 집중됩니다. 따라서 두 운동을 꼭 해야겠다면 무릎과 허리가 건강하고 정상 체중인 사람에 한해 15분 이내로 단시간 실시하기를 권장합니다. 홈짐 용도라면 고정식 자전거나 뒤에 나올 로잉머신을 이용한 인터벌 트레이닝을 더 권장합니다.

로잉머신

최근 새로이 홈짐 용품으로 각광받는 기구로 로잉머신이 있습니다. 로잉머신은 원래 물 위에서 노를 저어야 하는 조정 경기를 실내에서 구현하는 '실내조정'의 경기 기구를 말합니다. 짧은 시간에 유산소와 저강도 근력운동을 동시에 수행하는 '컨디셔닝운동'의 대표 종목이죠.

대부분의 유산소운동이 하체 위주인 것에 비해 로잉머신은 상체에도 부담이 분산되고, 제한적이지만 근력운동도 병행합니다. 관절에도 충격이 적어서 비만한 사람이나 고령자도 할 수 있습니다. 인터벌 방식으로 운동한다면 열량 소모도 전력달리기에 육박할 만큼 높습니다.

실내 조정 경기의 국제 표준은 공기압 방식으로, 최근 여러 브랜드에서 생산되고 있지만 대회 공인 제품인 콘셉트2Concept2라는 브랜드가 대표적입니다. 공기압 방식 외에 물을 넣어서 쓰는 방식도 일부 사용됩니다. 유압식이나 마그네틱 방식이 주로 저가 제품군을 형성하고 있는데, 관절 부담이나 효과 면에서 공기압 방식에 비해 떨어지므로 추천하지 않습니다.

홈트 차원에서의 장점이라면 소음은 다소 있지만 진동이 매우 적다는 점입니다. 즉 우리집 안에서만 시끄러울 뿐 다른 집으로 전달되는 효과는 적습니다. 경량 벽체라면 문제가 되겠지만 세대간 벽체가 철근 콘크리트로 지어진 공동주택이라면 옆집에 문제가 될 가능성은 낮습니다. 그렇다고 해도 완충 매트는 까는 편을 권장합니다.

공기압 방식 로잉머신은 초기에는 높은 가격대와 2.5m가 넘는 크기 때문에 대중화되지 못했습니다. 그러나 최근에는 과거보다 저렴한 가

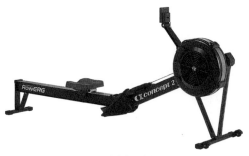

공기압식 로잉머신   ©Concept2

격에 정식 수입된 오리지널 제품의 보급도 활발해졌고, 더 저렴한 유사 제품까지 해외 직구로 유통되면서 홈짐을 만들려는 일반인 사이에서도 저변이 빠르게 넓어지는 중입니다.

권장하는 구성

로잉머신 운동은 강도가 높은 만큼 총 운동시간 30분을 넘지 않도록, 보통은 인터벌 방식으로 운동합니다.

초보자의 경우 2~3분간(500m) 최대로 힘을 내어 당긴 후, 2분 정도는 가볍게 당깁니다. 체력이 강해지면 가볍게 당기는 시간을 조금씩 줄여 나갑니다. 5~6세트 반복합니다.

5~10분(1,000~2,000m) 동안 힘차게 당긴 후, 1~2분간 느리게 당기며 숨을 가다듬습니다. 2~4세트 반복합니다.

4,000~5,000m의 장거리를 연속으로 꾸준히 당깁니다. 보통 20~30분 정도 걸립니다.

운동하기
전에

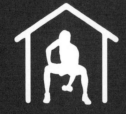

HOME
TRAINING

뇌부터
풀기

홈트라고 해도 운동의 기본 원칙이 달라지지는 않습니다. 개별 운동과 프로그램을 짚어보기 전에, 이 책을 통해 운동을 처음 접하는 분들을 위해 운동 전반에 관한 기본적인 상식들을 먼저 짚어봅니다.

이 책에서 다루는 운동 구성에 관한 내용들은 일반인에게 가장 무난하게 적용할 수 있는 일반론입니다. 특수한 케이스, 고급자를 위한 구체적이고 세부적인 사항은 《헬스의 정석─근력운동편》을 참고하시기 바랍니다.

01
근력운동, 이 정도는 알고 시작하자

다른 운동에 비해 근력운동에 관해서는 이론적인 자료를 구하기가 쉽지 않습니다. 시중의 자료 대부분은 '이렇게 하세요' 식으로 동작만 설명할 뿐 원리까지 설명하지는 않죠. 하지만 어느 분야나 그렇듯, 원리를 알면 이후 활용의 범위가 훨씬 넓어지게 됩니다.

근력과 근육의 크기

근력운동은 이름 그대로 근육의 힘이나 크기 혹은 지구력이나 유연성 등의 기능을 단련하는 운동입니다.

이때 근육만 단련하면 된다고 여기기 쉽지만 근력운동의 영역은 근육과 골격을 연결하는 물리적인 결합조직, 근육을 통제하는 근신경까지 포함합니다. 근신경은 컴퓨터로 치면 기계적인 하드웨어와 제어하는 소프트웨어로 볼 수 있죠. 이 모두를 단련하지 않으면 근육의 크기이건, 운동 능력이건 어느 순간에는 벽에 부딪치게 되죠.

예를 들어, 옷태가 사는 넓은 어깨를 갖고 싶다면 턱걸이를 잘하는 게 가장 좋습니다. 그런데 똑같은 근력으로도 누구는 턱걸이를 잘할 수도 있고, 누구는 아등바등할 수도 있습니다. 똑같은 하드웨어 스펙으로도 최적화가 잘 된 스마트폰과 그렇지 않은 폰의 성능 차이가 나는 것처럼, 똑같은 근육에서도 근신경의 제어 능력에 따라 실제 다룰 수 있는 무게와 힘이 달라집니다. 궁극적으로는 근육이 커지는 속도도 달라지게 되죠.

근력운동을 시작하면 초기에는 근신경이 먼저 발달하는데, 이때 힘이 빠르게 세어지는 건 근육 자체가 커져서가 아니라 근신경이 더 효율적으로 근육과 몸을 제어하는 법을 터득하기 때문입니다.

그렇게 어느 정도 근력이 붙은 뒤에 본격적으로 근육의 덩어리가 자라기 시작합니다. 성질 급한 사람들은 운동을 시작하면 바로 근육이 빵빵해지고 멋진 몸매가 되리라고 생각하지만 오산입니다. 실제 근육의 덩어리가 두드러지게 성장하는 건 운동을 시작하고 최소 한 달 정도는 지난 후입니다.

그 전에도 근육이 언뜻 커진 것처럼 보일 수는 있지만 이는 근육 자체가 발달해서가 아니라 단순히 근육이 품는 물의 양이 늘어나기 때문이니 착각해서는 안 됩니다. 운동을 중단하면 바로 빠져버릴 풍선입니다.

어느 근육을 쓸까?

모든 근력운동에는 그 동작에서 가장 크게 역할을 수행하는 주동근이 있고 보조근이 있습니다. 세상 어느 운동도 특정한 근육만 단련할 수는 없으며, 여러 근육이 보조적인 역할로 관여하죠. 예를 들어, 푸시업은 기본적으로 가슴운동이지만 어깨와 삼두근도 보조근으로 어느 정도 관여합니다.

이렇게 상대적으로 많은 근육군과 관절이 관여하는 운동을 복합운동이라고 하고, 이두근을 단련하는 컬처럼 보조근이 최소화된 운동들은 고립운동이라고 합니다. 대부분의 경우 복합운동의 중요성이 훨씬 높으므로 우선 훈련해야 합니다.

어떤 강도로 할까?

하루 종일 필기를 한다고 팔이 근육질이 되지 않는 것처럼 무조건 많이 움직인다고 단련되지는 않습니다. 근육이 크고 강해지려면 한계치까지 접근하는 강한 자극이 필요합니다.

힘 센 근육을 갖고 싶을 때
'악' 소리 나도록 무겁게 들어야 합니다. 보통 한 세트에 5회 이내로 드는 강도를 말합니다. 이를 흔히 '고중량운동'이라고 합니다. 본인이 한 번 겨우 들 수 있는 최고 중량을 1RM(Repetition Max)이라고 하는데, 1RM의 80% 이상을 씁니다.

　이 원칙은 맨몸운동에도 똑같이 적용되지만 맨몸운동은 기구운동처럼 중량을 자유자재로 바꿀 수 없다는 게 문제가 됩니다. 따라서 맨몸운동에서는 '더 어려운 동작'을 찾아 수행하는 방식으로 해결합니다. 푸시업을 20번 할 수 있는 사람이 힘을 더 기르고 싶다면 푸시업을 30번 하기보다는 한 팔 푸시업이나 다리를 높이 올리고 하는 푸시업 등 '가중형'으로 가야 하죠.

지구력 강한 근육을 갖고 싶을 때
그 근육에서 타는 느낌이 들고 후들후들 떨릴 만큼 여러 번을 반복해야 합니다. 보통 한 세트에 12~25회 정도를 말합니다. 이를 흔히 '저중량운동'이라고 하며, 1RM의 50~70% 정도 중량을 씁니다.

이보다 낮은 중량은 근육 발달 목적의 운동으로 보지 않고 최대 에너지 사용을 목적으로 한 유산소운동으로 봅니다. 물론 안 하는 것보다는 낫겠지만 근력이나 근부피 관점에서 투자 대비 효과는 미미합니다. 맨몸운동을 하는 분들이 횟수 늘리기만으로 승부하려다가 일정 수준에서 정체기를 맞는 경우가 많은데, 적당한 횟수가 찼다면 난이도를 높인 변형으로 넘어가거나 아예 다른 종목으로 바꿔야 합니다.

덩어리 큰 근육을 갖고 싶을 때

둘의 중간 중량을 씁니다. 보통 한 세트당 6~12회 정도 할 수 있는 중량을 택하죠. 근육의 크기를 키우려면 무게 혹은 강도로 대표되는 기계적 자극과, 횟수로 대표되는 화학적 자극이 모두 필요한데, 이 범위는 양쪽 모두를 적절한 수준에서 취할 수 있는 중간 범위이기 때문입니다. 이때는 1RM의 70~80%를 씁니다. 큰 근육을 원하는 보디빌더들이 가장 선호하는 범위이다 보니 흔히 '보디빌딩식' 혹은 'BB식'이라고 표현하곤 합니다.

	고중량	중간 중량	저중량
최고중량 대비	80% 이상	70~80%	50~70%
자극되는 근육 개수	많다	중간	적다
통상적인 본 세트	1~5세트	3~5세트	3~4세트
반복 횟수	1~5회	6~12회	12회 이상
휴식 시간	2분 이상	1분~1분 30초	1분 이내
주목적	근력, 파워 발달	근부피 발달	근부피, 지구력 발달
가장 유리한 근육	큰 근육 하체/엉덩이/광배근/ 승모근/가슴	다양한 근육	작은 근육, 지구력 강한 근육 팔/삼각근/척추기립근/ 전완/종아리 등

가장 유리한 종목	많은 근육을 동원하는 전신운동. 데드리프트/스쿼트/벤치프레스/역도성 운동	맨몸운동, 기구운동 전반의 다양한 종목에 활용 가능	작은 부위, 일부 근육, 관절만 동원하는 고립운동. 일부 맨몸운동. 컬/익스텐션/레이즈

세트와 세션은 무슨 뜻일까?

근력운동을 하다 보면 세트 혹은 세션이라는 말을 자주 듣게 됩니다. 세트는 '더는 정자세로 하기 힘들 만큼' 연속으로 수행한 것을 말합니다. 한계치 가까이 못 가고 대충 끝냈다면 흔히 정크Junk 세트라고 하죠. 쓰레기, 군더더기 세트라는 뜻입니다.

근력운동을 처음 시작한 초보자는 목적에 맞는 종목을 정하고, 그 종목에서 자신에게 맞는 중량부터 찾아야 합니다. 보통은 아등바등 악을 써도 실패하는 한계 횟수에서 1~2회 정도 뺀 횟수로 잡는데, 결국 최소 한 번은 실패까지 해 봐야 대략 몇 kg에서 몇 번을 들 수 있는지 알 수 있다는 말이 되죠.

실제로 운동할 때는 나름의 추정치를 쓰는데, 중간 중량에서는 무게가 3% 늘어날 때마다 횟수 한 번이 줄어든다고 추정합니다. 예컨대 50kg으로 최대 10번 들던 사람을 가정하면 10% 증가한 55kg에서는 6~7번이 최대 횟수라고 추정합니다. 반대로 이 사람이 12번 드는 중량을 가늠하고 싶다면 6%를 뺀 47kg이 되겠네요. 물론 경험적인 추정치일 뿐이고, 실제로는 사람마다 차이가 제법 있습니다.

단, 반복 횟수가 15번 이상 아주 많아지면 근력보다는 지구력이라는 별도의 능력이 횟수를 결정하기 때문에 중량을 기준으로 횟수를 추산하기는 어렵습니다.

한편 세션이라는 말도 자주 듣게 됩니다. 세션은 운동 시작부터 마무리까지, 워밍업부터 쿨다운까지를 말합니다. 세트보다는 큰 개념이죠. 오늘 등운동을 10세트, 가슴운동을 10세트 하고 운동을 마무리했다면 한 세션이 됩니다.

워밍업과 쿨다운

운동 전에는 워밍업을 실시합니다. 워밍업은 몸에서 적당히 열을 내고, 관절과 근육을 유연하게 풀어주는 가벼운 동작들을 말합니다. 10분 내외의 비교적 쉬운 유산소운동을 하기도 하고, 학교에서 배운 체조 등도 무방합니다. 가벼운 동작으로 시작해 점점 난이도 높고 어려운 동작으로 올라갑니다. 워밍업 유산소도 처음엔 가볍게 걷기로 시작해서 점점 속도를 올려갑니다.

근육을 쭉쭉 잡아 늘이는 '스트레칭'은 과거에는 운동 전에 꼭 실시하는 워밍업의 일종이었지만 최근에는 관점이 바뀌었습니다. 근육과 관절이 아플 만큼 잡아 늘이는 동작은 운동에 해가 된다고 보아 권하지 않습니다. 다만 아프지 않은 선에서 관절을 최대한 움직이고 풀어주는 '동적 스트레칭'을 주로 워밍업에 활용합니다.

워밍업 시간은 운동 강도에 따라 다르겠지만 일반인 기준에서의 홈트에 맞춘다면 10~15분을 넘기지 않습니다. 워밍업이 과도해지면 본운동의 컨디션을 해치게 됩니다.

한편 본 운동을 끝낸 후 마무리로 실시하는 운동을 쿨다운 운동이라고 하는데, 스트레칭은 이때 권장합니다. 근력운동을 먼저 실시했다면 쿨다운을 겸해서 유산소운동을 실시하기도 합니다. 이름 그대로, 처음에는 강하게 시작했다가 점점 강도를 낮춰 갑니다.

호흡법

근력운동을 처음 하는 분들이 어려워하는 것 중 하나로 호흡법이 있습니다. 대원칙은 간단한데, '힘을 줄 때는 내뱉고', '힘을 뺄 때는 들이마신다'입니다.

그런데 사실 대부분의 사람들은 힘을 줄 때 무의식중에 숨을 참습니다. 이건 숨을 참을 때 몸 중심부가 단단해지기 때문에 나오는 현상인데 이를 '발살바'라고 합니다. 실제로도 아주 높은 중량을 다루는 역도나 파워리프팅처럼 아주 적은 횟수만 드는 기구 운동에서는 이런 발살바 호흡법을 씁니다.

반면, 일반인이 하는 대부분의 근력운동은 5~6회 이상 수행하기 때문에 발살바 호흡법까지는 필요하지 않습니다. 숨을 참은 상태에서 이렇게 여러 번 운동을 지속하면 현기증이나 호흡곤란이 오고, 나중에는 10회 할 수 있는 동작을 7회밖에 못 하고 숨이 차서 그만두는 어처구니없는 결과가 되죠. 따라서 처음 근력운동을 배울 때부터 힘을 줄 때 내뱉는 습관을 들이는 연습이 필요합니다.

한쪽만 운동하기 vs 양쪽 동시에 운동하기

근력운동 중에는 양팔이나 양다리를 동시에 쓰는 운동이 있고, 한쪽만 혹은 양쪽을 번갈아서 하는 운동도 있죠. 양쪽을 동시에 운동하는 것을 바이래터럴Bi-lateral, 한쪽씩 하는 건 유니래터럴Uni-lateral이라고 합니다.

근력운동의 대부분은 양쪽을 동시에 실시하는 바이래터럴입니다. 바이래터럴은 좌우가 대칭이 이루어져 높은 중량을 쓰기 쉽고, 초보자도 자세를 잡기 쉽습니다. 양쪽을 동시에 운동하므로 시간이 절약되는 것도 큰 장점이죠. 다만 몸에 좌우 불균형이 있다면 강한 쪽만 힘을 더 쓰게 되어 불균형이 심해지는 경우도 있습니다.

한쪽만 운동하는 유니래터럴은 양쪽이 같은 무게를 감당해야 하므로 불균형 문제가 적고, 일상에서의 움직임과 유사하기 때문에 대체로 실전적입니다. 단, 양쪽을 다 수행해야 한 세트가 완수되기 때문에 시간이 오래 걸리고, 중심을 잡기 위한 근육이 많이 쓰여 표적 근육에 집중하기 어려운 건 단점이기도 합니다.

즉 양손 합계 무게가 같다면 바이래터럴보다는 유니래터럴이 더 힘들어야 하는데, 또 한편으로는 몸 한쪽만 쓸 때 근신경이 신호를 더 강하게 보내 근육의 출력이 강해지기도 합니다. 때문에 실제 운동에서는 '일단 들어 봐서' 중량을 정하는 게 현실적입니다.

쉬어가기
말랐는데 힘은 센 사람들?

근력운동은 근육을 크게 하고, 동시에 힘도 기릅니다. 근육이 크다는 건 근육을 이루는 개별 근섬유가 다른 사람보다 굵다는 의미죠. 큰 근육은 대체로 힘도 셉니다. 이 정도는 상식으로 다들 알고 있습니다.

그런데 주변에는 깡말랐어도 힘은 센 사람이 있고, 체격은 황소만 한데 왠지 힘은 못 쓰는 사람도 있습니다. 그래서인지 일부에서는 작고 강한 근육이 진짜 근육이고, 보디빌더의 근육은 부피만 키운 '뻥근육'이라고 폄훼하는 일도 있지만 이는 잘못된 생각입니다.

근육은 그 자체가 커지지 않고도 근신경의 발달을 통해 어느 정도 강해질 수 있습니다. 여러 근육을 체계적으로 동원하는 능력, 쉽게 말해 기량 차이도 근신경과 반복 훈련에 따라 결정됩니다. 한편 관절의 구조, 인대나 건의 발달 같은 근육 외의 하드웨어도 운동능력에 영향을 줍니다. 즉 몸이 작고도 힘이 센 사람은 근육의 하드웨어 스펙은 다소 떨어지지만 관리와 최적화가 잘 된 컴퓨터인 셈입니다.

하지만 근신경이 아무리 발달해서 기량이 좋아져도 스펙의 한계를 완전히 극복하지는 못합니다. 최적화가 잘 되었다는 말은 달리 해석하면 그 상태로는 발전 가능성이 매우 적다는 의미도 됩니다. 즉 이젠 근육 덩어리를 키우지 않는 한 거기서 더 세어지기는 어렵습니다.

반면, 근육이 크지만 힘은 약한 사람은 하드웨어적인 밑바탕은 잘 깔려 있지만 그걸 온전히 활용하지 못하고 있다는 뜻입니다. 즉 훈련만 한다면 앞으로 빠르게 강해질 가능성은 매우 높습니다.

근력 이슈는 상급자로 가면 더 큰 문제가 됩니다. 엘리트 선수급이라면 근신경 발달, 즉 기술적인 면에서는 이미 정상에 가까워진 셈이라 열심히 연습해도 오를 자리가 많지 않습니다. 이때는 자신에게 가장 부족한 것에 투자하는 것이 유리한데, 몸이 작고 근력에서 성장 여력이 많다면 그때는 몸을 키우는 게 유리할 수 있죠.

02
근육이 몸을 움직이는 방법

근육이 어떤 원리로 몸을 움직이는지 알고 시작하면 근력운동에서도 창의적으로 적용할 수 있습니다. 특히 홈트처럼 맨몸운동의 비중이 높거나, 제한된 중량을 최대한으로 활용하는 데에는 이런 역학적인 원리가 큰 도움이 되죠.

뒤에서 운동 동작에 관해 설명할 때 자주 등장할 용어들이니 예습 차원에서 언급하고 넘어갑니다.

레버리지와 모멘트

근육은 당기는 힘만 낼 수 있고 미는 힘은 못 냅니다. 몸은 기본적으로는 뼈라는 지렛대(레버리지)를 근육이라는 끈으로 움직이는 꼭두각시 인형으로 생각할 수 있습니다.

여기서 모멘트라는 개념이 등장하는데, 쉽게 말해 '휘게 하려는 힘'입니다. 예를 들어 무거운 가방을 가슴 앞에 껴안고 있는 건 어렵지 않지만 '앞으로나란히' 자세로 몸에서 멀찍이 떨어뜨려 들려면 굉장히 힘들겠죠? 골치 아픈 물리학 이론을 들먹이지 않아도 팔을 멀리 내밀수록, 즉 지렛대가 길어질수록 가방이 내 손을 바닥으로 끌어내리는 힘이 강해진다는 걸 직관적으로 압니다.

여기서 앞으로 치켜든 팔은 지렛대이고, 가방이 팔을 끌어내리려는 힘은 모멘트입니다. 이때 가방과 관절 사이의 거리, 여기서는 팔의 길이를 '모멘트암'이라고 부릅니다. 이론을 갖다 붙이자면 모멘트는 거리의 제곱이니까 팔(모멘트암)이 2배로 길어지면 버티기는 4배 힘들어집니다.

흔히 하는 아령 팔운동(덤벨 컬)을 생각할 때, 똑같은 무게의 아령이라도 팔이 길면 레버리지가 길어지니 들기가 더 힘들겠죠. 인간보다 전완이 2배 긴 외계인이 인간 친구와 같은 무게의 아령을 들려고 한다면 근력이 4배 강한 초사이어인이어야 할 겁니다.

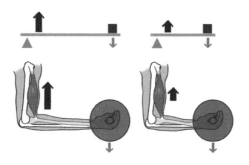

팔 길이의 레버리지 효과

다른 운동에 적용해 보죠. 몸을 발끝까지 쭉 펴고 팔굽혀펴기를 하면 레버리지는 어깨에서 발끝까지가 됩니다. 반면, 바닥에 무릎을 대고 하면 레버리지는 어깨에서 무릎까지로 짧아집니다. 그러니 후자가 당연히 쉽겠죠. 키가 큰 사람과 작은 사람의 팔굽혀펴기도 마찬가지로 작은 사람이 쉽습니다. 거의 모든 동작에서 레버리지와 모멘트는 큰 영향을 줍니다.

물론 현실에서는 키가 큰 사람이 대개는 근육도 많고 근력도 세지만, 길이 차이로 인한 불이익 때문에 체중 대비 근력은 떨어집니다. 그래서 역도나 파워리프팅 등의 기록을 보아도 경량급 선수들이 체중 대비 기록이 훨씬 좋습니다.

반동과 치팅

같은 무게를 어떻게 하면 더 쉽게 들 수 있을까요? 앞서 말한 레버리지를 유리하게 하는 방법이 있을 테고요, 또 하나는 반동을 쓰는 법이 있습니다.

안 되는 턱걸이를 아등바등 하려고 할 때 흔히 나오는 동작이 발로 허공을 뻥 차는 도움닫기, 흔히 '배치기'라는 자세죠. 누가 가르쳐 주지 않아도 본능적으로(?) 나오는 동작인데, 발로 허공을 차는 반동이 몸을 위로 밀어 올리면서 순수한 근력만으로는 도저히 안 되던 턱걸이를 할 수 있게 해 주죠.

앞서 말한 덤벨 컬에서 순수한 팔 힘으로는 도저히 못 들 만큼 무거운 아령을 수단 방법을 가리지 않고 한 팔로 들어야 한다면 어떡할까요? 아마도 일단 몸을 숙이면서 동시에 아령을 쥔 손을 뒤로 보낼 겁니다. 그리고는 엉덩이를 튕기면서 동시에 아령도 앞으로 팍 들어 올리겠죠. 그러면 아령은 일종의 진자운동을 해서 뒤로 밀려간 만큼 앞으로 쑥 올라갑니다. 사실상 전신의 힘으로 움직이는 셈인데, 팔 힘만으로는 절대 못 들던 무게도 들 수 있죠.

이렇게 역학적 이점을 연출해 동작을 쉽게 만드는 것을 피트니스 업계에서는 '치팅'이라고 합니다. '속임수'라는 뜻이니 부정적인 뉘앙스이기는 한데, 관점을 달리하면 근력을 효율적으로 활용하는 기술이기도 하죠. 특히 경기 스포츠에서 치팅은 기술입니다. 높이뛰기나 멀리뛰기 선수는 앞서 말한 공중 도움닫기로 기록을 올리고, 권투에서는 팔을 뒤로 뺐다가 반동으로 팍 쳐올리는 강한 어퍼컷이 가만히 서서 툭툭 치는 잽보다 훨씬 강합니다.

스스로는 의식을 못 하지만, 몸은 제한된 근력을 최대한 효율적으로 사용하는 데에 굉장히 능숙합니다. 앞서 말한 도움닫기나 반동도 있고, '수동장력(passive tension)'이라 해서 근육과 건 등이 고무줄처럼 늘어났다가 수축하려는 힘을 점프할 때 사용하기도 하죠. 일상의 동작 대부분이 이런 치팅 혹은 기술(?)로 이루어져 있어서, 이게 없다면 인간은 정상적인 일상이 어려울 정도가 됩니다.

문제는 근력운동에서인데, 치팅을 통해 쉬워지는 만큼 근육에 자극이 덜 갑니다. 유독 근력운동에서만 치팅이라는 부정적인 뉘앙스의 표현을 쓰는 게 그 때문이죠. 또한 무거운 것을 들거나 체중을 실은 상태에서 힘이 실린 치팅은 관절이나 결합조직에는 상당한 부담을 주어 부상을 불러오기도 합니다.

그래서 경기 스포츠가 아닌, 일반적인 근력운동에서의 치팅은 원칙적으로 배격해야 할 1순위가 됩니다.

복합성 운동, 고립운동, 모멘트성 운동

인체의 동작은 한 개의 근육이 아닌 여러 근육의 복합적인 동작으로 이루어집니다. 무언가를 당기는 동작은 손에서 쥐는 동작으로 시작해서 팔꿈치를 굽히는 근육, 어깨를 뒤로 당기는 후면 근육을 거쳐 크게 보면 허리와 하체까지 이어지죠. 미는 동작도 방향만 반대일 뿐 원리 자체는 비슷합니다. 따라서 어느 운동이건 관여하는 근육은 여러 개가 됩니다.

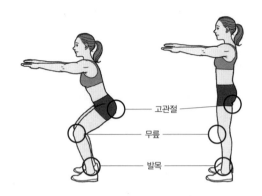

스쿼트에서 동작하는 관절

관절의 차원에서 보면 움직이는 관절이 여러 개인 경우도 있고, 하나인 경우도 있습니다. 예를 들어, 스쿼트는 앉았다가 일어날 때 무릎과 고관절 그리고 발목이 모두 움직이면서 동작을 만들어내죠. 이런 운동을 복합성 운동 혹은 복합 관절운동이라고 하며, 모든 운동의 기본이됩니다. 관여하는 근육도 많고, 근신경도 많이 동원되며, 소모하는 에너지도 많죠. 근력운동의 주요 종목들은 모두 복합성 운동입니다.

반면, 움직이는 관절이 딱 하나인 경우가 있습니다. 일반인이 근력운동이라고 하면 제일 먼저 떠올리는 아령 들기(덤벨 컬)에서 주로 움직이는 관절은 팔꿈치 관절 딱 하나입니다. 이런 운동에서는 관여하는 근육도 제한적입니다. 이런 동작은 대개 앞서 말한 모멘트를 사용하는 동작이 되기 때문에 모멘트성 운동이라 하고, 특정 근육만 고립시켜 운동한다는 차원에서 고립운동이라고도 하죠.

이런 고립운동은 재활운동에서 또는 특정 부위가 비정상적으로 발달이 더딜 경우 보조적으로 쓰는 운동이므로 운동 프로그램을 짤 때도 후순위가 됩니다.

물체를 어떻게 잡을까? – 그립법

대부분의 근력운동에서는 무언가를 손으로 잡거나 디뎌야 합니다. 바벨 같은 기구 운동에만 해당되는 문제는 아닙니다. 맨몸운동에서도 철봉을 어떻게 잡고 턱걸이를 할지, 팔굽혀펴기에서 바닥을 손으로 어떻게 디뎌야 손목이 덜 아픈지를 따져야 하죠. 손의 방향에 따라 크게 세 가지로 구분이 됩니다.

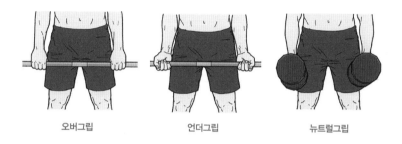

오버그립　　　　　　언더그립　　　　　　뉴트럴그립

오버그립

손등이 몸 앞쪽을 향하는 그립입니다. 물체를 잡는 힘은 약하지만 팔보다 몸통 근육을 더 많이 쓰는 특징이 있죠. 그래서 대부분의 상체 운동에서 기본 그립법이 됩니다.

언더그립(리버스그립)

손바닥이 몸 앞쪽을 향하는 그립입니다. 물체를 잡는 힘은 중간 정도이고, 팔 근육을 많이 쓰게 되는 것이 특징입니다. 팔운동에서 가장 흔하게 쓰이지만 몸통 운동에서도 몇몇 제한된 종목에서 쓰입니다.

뉴트럴그립(패러렐그립, 해머그립)

손바닥이 마주보는 그립입니다. 바벨이나 일반적인 철봉에서는 불가능하고, 덤벨이나 특수한 그립이 달린 철봉, 푸시업바 등에서만 가능합니다.

물체를 잡는 힘은 가장 강하고, 팔꿈치를 움직이는 힘도 가장 강한 경우가 많습니다. 종목에 따라 차이는 있지만 대부분의 종목에서 어깨와 손목 관절에 부담이 가장 적습니다. 그래서 관련 부위에 부상이 있다면 뉴트럴그립을 권장합니다.

쉬어가기
팔씨름 잘하기

소싯적에 팔씨름 한두 번은 다 해보셨죠? 힘은 세지 않은데 유독 팔씨름만 잘하는 친구가 있지 않았나요? 팔씨름을 잘하려면 당연히 팔 힘, 어깨 힘이 세야겠지만 기술과 신체적인 조건도 매우 중요합니다. 여기에 머리를 잘 쓰면, 즉 레버리지, 모멘트암을 활용해 나보다 훨씬 힘이 강한 친구도 꺾을 수 있습니다. 아래는 팔씨름 고수들이 흔히 사용하는 레버리지 테크닉들입니다.

알 만한 사람은 아는 레벨1입니다. 잡은 손과 팔꿈치가 내 쪽에 가까울수록 내 모멘트암이 짧아지고, 반대로 상대방의 모멘트암은 그만큼 길어져 일거양득 유리해집니다. 이때는 맞잡은 쪽의 내 어깨를 최대한 앞으로 들이밀고 시작하면 되는데, 쉽게 예상할 수 있듯(?) 팔씨름 공식 대회에서는 당연 금지입니다. 다행히 지금 공식 대회를 하자는 건 아니니 친구가 모르기를, 이 책을 안 읽었기를 기도하면서 일단은 들이대 봅시다.

운이 없어서 상대 친구나 심판 보는 친구가 그 정도는 알고 있다면 '시~작' 외치자마자 어깨를 들이밀고, 맞잡은 손을 번개같이 내 쪽으로 잡아당기며 시작하는 방법도 있습니다.

한 단계 위의 레벨2입니다. 상대의 손목을 먼저 꺾는 쪽이 대개 이긴다는 건 레벨 1 수준이라 웬만한 사람들은 알죠. 그런데 어느 쪽으로 꺾을까요? 보통은 내 손목을 안쪽으로 꺾어 상대 손목을 뒤로 꺾으려 하죠. 그런데 상대도 바보가 아니니 순순히 넘어가기는 고사하고 반대로 내 손목을 꺾으려 들겠죠. 그럼 결국 힘 싸움인데, 힘이 세야 이긴다는 말은 누가 못 하나요?

지금은 치사해도 치팅을 써 보자는 거니까 적은 힘으로도 상대를 꺾는 법을 찾아야죠. 그럼 밑으로 누르지 말고 엄지를 축으로 상대의 손을 내 쪽으로 비틀듯 힘을 줘 보세요. 드라이버를 쥐고 천장에 나사를 돌려 박는다고 생각하면 됩니다.

상완과 전완의 큰 근육들은 오른손을 기준으로 하면 시계방향으로 돌릴 때 가장 강한 힘을 냅니다. 나사를 그 방향으로 돌려 박도록 만든 것도 오른손잡이가 가장 큰 힘을 내기 때문이죠. 그 반대 방향으로 돌리는 근육은 훨씬 약합니다. 이때문에 종종 내가 박은 나사를 내가 못 푸는 난감한 상황도 벌어지죠. 어쨌든, 일단 손목을 비틀면 상대의 손이 내 쪽으로 끌려오면서 레벨1 같은 유리한 상황이 됩니다. 후크hook라고 하는 기술이죠.

좀 더 고수의 레벨3입니다. 여기까지 아는 친구는 많지 않을 겁니다. 맞잡은 손에서 최대한 위쪽을 차지해야 상대방의 모멘트암을 길게 만들어 힘을 약하게 합니다. 나무젓가락에서 가능한 한 끝을 잡아야 쉽게 꺾는 것처럼, 상대의 손에서 1cm라도 위를 잡아야 내가 유리합니다. 처음 손을 맞잡을 때 상대방의 엄지에서 가능한 한 끝부분을 내 손으로 깊이 감싸듯이 잡아 상대보다 위쪽 포지션을 선점합니다. 탑 롤top roll이라는 기술입니다.

또 하나 작은 팁은 본문에 있듯이, 뉴트럴그립일 때 대체로 팔 힘이 가장 셉니다. 엄지가 항상 나를 향하도록 합니다.

마지막으로, 팔이 길면 레버리지에서는 불리한 면도 있지만 이런 체형이 대개 손이 크고 손가락이 길어 그립과 손목 싸움에서는 유리해지는 면도 있습니다. 따라서 신체적인 조건을 응용하는 기술이 필요합니다.

그럼 팔씨름을 잘하기 위한 운동법은 뭐가 있을까요? 일단 상체 전반을 다 단련해야 합니다. 추가로 이두 컬이 있을 테고, 턱걸이와 덤벨을 쥐고 손목을 안쪽으로 꺾는 운동(리스트 컬) 등이 있습니다.

03
근력운동 일람표

잘 알려진 근력운동들이 뭐가 있는지부터 알아봅니다. 여기 있는 종목 모두를 홈트로 할 수 있는 것은 아닙니다. 하지만 이후 헬스장에 나가서 운동을 하거나, 각종 운동 관련 자료를 접할 때 상식으로 알아둬야 할 종목들도 있는 터라 유명한 운동들은 모두 포함시켰습니다. 필요할 때 찾아보라는 목적이니 지금부터 달달 외울 필요는 없습니다.

각각의 종목은 홈트 기준으로 중요도와 난이도를 표시했습니다. 헬스장처럼 기구를 모두 갖추었을 때와, 제한된 기구로 수행할 때의 종목별 중요도는 다르다는 것을 감안하고 봐 주시기 바랍니다.

근벌크나 근력 발달이 기준이므로 특별한 기능이 필요한 운동 종목이나 재활 등에는 해당되지 않습니다. 근력운동이면서 컨디셔닝운동 범주에 속하는 종목들은 뒤에 별도로 다룰 예정이므로 제외했습니다.

★★★ : 처음부터 훈련해야 하는 기본기 운동. 운동을 제대로 해 봤다고 명함을 내밀고 싶다면 여기에 해당하는 종목은 무조건 연습해야 합니다.

★★ : 기본운동이 익숙해지면 뒤이어 추가해야 하는 운동입니다. 초보자부터 숙련자까지 모두에게 큰 도움이 되는 검증된 종목입니다.

★ : 초보 단계에서는 별 도움이 안 되고, 굳이 할 필요도 없지만 윗 단계 운동이 익숙해진 중상급자 이상에서 도움이 되는 운동입니다.

☆☆ : 윗 단계 운동을 보조하는 운동들입니다. 근부피 성장에 두드러진 도움

이 되지는 않지만 재활이나 교정, 부족한 부분을 보완하는 등 특정 상황에서 활용 가치가 있는 종목들입니다.

☆ : 아주 특수한 목적에서만 필요하거나, 부상 위험이 커서 잘 권하지 않는 운동입니다.

음영이 들어간 종목은 맨몸으로도 할 수 있는 종목들입니다.

참고로, 흔히 가장 중요한 운동으로 꼽는 3대 운동은 스쿼트, 벤치프레스, 데드리프트입니다. 여기에 턱걸이와 오버헤드 프레스를 더한 것을 흔히 5대 운동이라고 합니다. 5대 운동을 문제없이 수행할 수 있다면 멋진 몸을 만드는 데에는 일단 큰 문제가 없습니다.

이 5대 운동에 다시 로우와 런지를 더한 것을 일부에서 7대 운동이라 부르기도 합니다. 7대 운동부터는 말하는 사람마다 종목에 약간씩의 차이는 있습니다. 여기까지 완벽히 수행할 수 있다면 일단 초보 단계는 넘어간 것으로 볼 수 있습니다. 단, 홈트 관점에서는 여기에 푸시업을 필수 운동으로 추가해야 합니다.

부위	종목		활용 근육	특징
다리 / 엉덩이	스쿼트 ★★★	바벨	하체와 엉덩이, 코어 전반	명치 아래를 사실상 모두 단련하는 전신운동
		덤벨	다리 전후면	허벅지에 더 주력하는 운동
		맨몸	허벅지 앞면 위주	스쿼트 기초 훈련
		점프	하체와 엉덩이, 코어와 종아리	전신운동이면서 심폐운동 성격도 겸한다.
	런지 / 스플릿 스쿼트 ★★		다리 전체, 엉덩이	엉덩이와 다리를 전반적으로 단련한다. 균형감과 달리기 등 실전 운동능력에 좋다. 점핑, TRX, 불가리안 등 여러 가지로 변형할 수 있다.

부위	종목		활용 근육	특징
다리 / 엉덩이	힙 브릿지 ★		엉덩이, 햄스트링	기구가 없이도 엉덩이를 단련한다. 무릎 부담이 적다.
	힙 쓰러스트 ★		엉덩이	힙 브릿지의 중량운동 버전. 자세가 바르지 않으면 허벅지 운동이 되기 쉽다.
	킥백 ★		엉덩이, 햄스트링	엉덩이 운동 중 비교적 쉬워 초보자들이 선호한다. 모래주머니 등을 사용하면 강도를 높일 수 있다.
	한 다리 데드리프트 ★		엉덩이, 햄스트링	낮은 중량의 기구로도 할 수 있는 엉덩이와 햄스트링 운동. 균형감도 단련한다.
	씨씨 스쿼트 ★		허벅지 앞면	스쿼트라는 이름은 붙었지만 레그 익스텐션과 유사한 허벅지 앞면 고립운동
	햄스트링 컬 ★		햄스트링	기구 없이 할 수 있는 허벅지 뒷면 고립운동
	카프 레이즈 ☆☆		종아리	종아리의 비복근과 가자미근을 단련하는 운동. 종아리 알을 굵게 하는 운동
등 / 허리	턱걸이 ★★★	오버그립	등 전반, 이두근	로우와 함께 등의 기본 운동
		언더그립, 뉴트럴 그립	등 전반, 이두근	오버그립보다 팔이 더 많이 관여하고, 난이도가 낮다.
	로우 ★★	바벨	등 전반, 팔, 코어	턱걸이와 함께 등의 기본 운동
		덤벨	등 전반, 팔	좌우 따로 운동하면 허리 부담이 적다.
	인버티드 로우 ★★		광배근, 코어, 팔	로우와 유사하지만 상체 전반을 사용한다. 턱걸이가 되지 않을 때의 대용 운동.
	루마니안 데드리프트 ★★		광배근, 엉덩이, 코어, 햄스트링	자세에 따라 다양한 부위를 자극할 수 있다.
	쉬러그 ☆☆		승모근	보디빌더 외에는 거의 권하지 않는다.
가슴	벤치프레스 ★★★	바벨	대흉근, 삼각근, 삼두근	벤치프레스의 기본형
		덤벨	대흉근, 삼각근, 삼두근	바벨 버전보다 대흉근의 활용이 많고 삼두 활용이 적다.

부위	종목		활용 근육	특징
가슴	푸시업 ★★★		대흉근, 삼각근, 삼두근, 코어	맨몸 가슴운동의 기본 운동. 팔의 위치, 몸의 각도 등을 통해 제한된 수준에서 강도를 조절할 수 있다.
	딥스 ★★	딥스 바	대흉근, 삼두근, 전면 삼각근	몸을 앞으로 기울일수록 흉근 운동이 되고, 똑바로 세울수록 삼두근이 더 크게 관여한다.
		링, TRX	대흉근 위주의 상체 전반	손의 위치가 불안정해 난이도가 매우 높다.
	플로어프레스 ★★		대흉근, 삼각근, 삼두근, 코어	벤치가 없을 때 벤치프레스의 대용운동
	덤벨 플라이 ★		대흉근, 오훼완근	중량과 함께 팔 벌리는 각도에 따라 난이도가 달라진다.
어깨	오버헤드 프레스 ★★★	바벨	삼각근, 승모근, 삼두근, 대흉근 상부	어깨의 기본운동. 전면 삼각근과 삼두근의 활용이 많다.
		덤벨	삼각근, 승모근, 삼두근, 대흉근 상부	바벨 버전보다 운동 범위가 넓고 측면 삼각근을 더 자극한다.
	업라이트 로우 ☆☆		승모근, 삼각근	안전성 논란이 있어 일반적으로는 권하지 않는다.
	Y레이즈 ☆☆		등 상부, 후면, 측면 삼각근	어깨 안정성을 기르는 기능성 운동
	파이크 푸시업, 물구나무 푸시업 ★★		상체 전반	물구나무의 경우, 맨몸으로 할 수 있는 가장 강도 높은 어깨운동. 부상 위험도 다소 크다.
	덤벨 레이즈	프론트 ☆	전면 삼각근	다른 운동과 중복되는 부위가 많아 효용성이 낮다.
		사이드 ★	측면 삼각근	어깨 측면을 강조하는 운동. 오버헤드 프레스나 파이크 푸시업이 익숙해진 후 실시한다.
		벤트오버 ★	후면삼각근 등 상부, 삼두근	어깨 후면을 강조하는 운동. 삼두근과 등도 함께 쓰인다.
팔	컬 ★	바벨	이두근 전반	이두근을 단련하는 기본 운동
		덤벨	이두근 전반	손목 방향을 바꿀 수 있어 다양하게 변형할 수 있다.

부위	종목		활용 근육	특징
팔	컬 ★	링, TRX	이두근 전반, 코어	몸의 각도를 바꾸어 난이도를 조절할 수 있다. 상단에서 난이도가 낮아지는 단점이 있다.
	클로즈그립 벤치프레스, 라잉 익스텐션, 스컬크러셔 ★		삼두근 전반	팔꿈치가 몸 앞에 위치하는 운동. 가슴이나 어깨운동 능력 향상에도 도움이 된다.
	삼두 킥백, 삼두 딥스, 벤치 딥스 ☆☆		삼두근 (내/외측두 위주)	팔꿈치가 옆구리나 몸 뒤쪽에 위치하며 주로 미용 목적으로 실시한다.
	오버헤드 익스텐션 ☆☆		삼두근(장두 위주)	팔꿈치가 머리 위에 위치하며 바벨, 덤벨, TRX나 일상용품 등으로도 할 수 있다.
	리스트컬, 악력기 ☆☆		전완 (손바닥쪽 위주)	다른 운동에서 단련되는 부위라 중요도는 낮다. 다만 체력검정 등을 목적으로 단련하는 사례가 많다.
	리버스 리스트컬 ☆☆		전완 (손등쪽 위주)	다른 운동에서도 단련되는 부위지만 전완근을 선명하게 하는 미용 목적으로 실시하기도 한다.
	추감기 ☆☆		전완(손바닥과 손등 모두)	줄을 두는 방향에 따라 전완의 양면을 모두 단련할 수 있다. 손목을 기대어 고정하고 해야 좋다.
복근 / 코어	싯업 ★		복직근, 복사근, 장요근, 대퇴직근	몸을 구부리는 근육 전반을 단련하는 운동. 트레이닝보다는 체력검정 목적으로 많이 한다.
	크런치, 리버스 크런치 ★★		복직근, 복사근	몸을 구부리는 동작에서 복직근이 관여하는 범위만 압축한 운동. 미용 목적으로 많이 한다.
	버티컬 레그 레이즈 ★		복직근, 복사근, 대퇴직근	몸을 세우고 다리를 들어올리는 동작으로 난이도가 높다. 철봉이나 딥스 바에서 실시한다.
	플랭크 ☆☆		코어 전반	미용 목적보다는 부상을 예방하고 허리의 안정성을 높이는 동작이다.
	백 익스텐션, 슈퍼맨 ★★		코어 전반, 등 하부	척추기립근을 위주로 등쪽 코어를 단련하는 운동이다.
	롤아웃, 파이크 ★		코어를 위주로 한 상체 전반	코어 전반을 단련하는 난이도 높은 운동이다.

부위	종목	활용 근육	특징
복근 / 코어	할로우바디 홀드 ★	코어 전반	복근과 코어 전반의 강성을 강화시키는 기능성 운동이다.
	사이드벤드 ☆	요방형근, 복사근	한때 대표적인 복사근 운동으로 꼽혔으나 허리선을 굵게 만드는 문제로 최근에는 잘 하지 않는다.
	라잉 레그 레이즈 ☆	복직근, 복사근, 대퇴직근, 장요근	한때 크런치와 쌍벽을 이루던 복근운동 이었으나 허리에 큰 부담이 된다고 알려져 최근에는 거의 하지 않는다.
전신	데드리프트 ★★	전신	몸 후면을 위주로 한 전신운동. 3대 기본 근력운동으로 매우 중요하게 꼽히지만 홈트에서는 제약이 많아 별 하 나 제외.
	클린 ☆☆	전신	무거운 물체를 어깨 높이로 빠르게 들어 올리는 전신운동 동작. 주로 점프나 단거리달리기 등 폭발적인 파워를 기르는 목적으로 한다.
	스윙 ☆☆	전신	무거운 물체를 반복적으로 빠르게 휘두르는 동작. 폭발적인 파워와 함께 지구력 향상과 심폐기능 발달 등 다목적으로 쓰인다.
	스내치 ☆☆	전신	무거운 물체를 머리 위로 빠르게 쳐 올리는 동작. 클린에 더해 어깨 힘을 기르는 데도 유리하다. 폭발적인 파워를 높일 때 유리하나 배우기가 매우 어렵다.

04
세트 구성하기

운동의 기본 원리와 각 종목들도 어느 정도 알았습니다. 그런데 당장 매트 깔고 운동을 시작하려고 하니 이들 중 어떤 운동을, 얼마나, 어떤 순서로 할지에서 탁 막힙니다. 이제 그 운동들을 엮어서 목걸이로 만들 일이 남았습니다.

먼저 해야 하는 운동, 나중에 할 운동

세트를 짤 때도 순서가 있습니다. 일부 예외는 있지만, 일반적으로 통용되는 원칙은 큰 힘이 필요한 운동으로 시작해 작은 힘을 쓰는 운동으로 넘어가는 것이죠.

- 큰 부위(하체, 등, 가슴) → 작은 부위(어깨, 복근, 팔, 종아리)
- 고중량운동 → 저중량운동
- 많은 근육을 쓰는 복합성 운동 → 고립운동

예를 들어, 오늘 전신운동을 한 종목씩 할 참이라면 스쿼트(하체) → 턱걸이(등) → 푸시업(가슴, 어깨) → 크런치(복근)의 순서로 하면 될 겁니다.

한편, 하체운동만 3종목 할 참이라면 가장 많은 근육을 쓰는 스쿼트나 런지를 제일 먼저 하고, 엉덩이만 단련하는 힙 브릿지를 두 번째로 하고, 종아리를 단련하는 카프 레이즈를 마지막에 할 수 있겠죠.

세트 사이 휴식 시간

일부 변칙적인 운동법을 제외하면 대부분의 근력운동 프로그램에서는 한 종목을 시작했으면 그 종목을 다 끝낸 후 다른 종목으로 넘어갑니다. 즉 스쿼트 3세트와 런지 3세트를 한다면 스쿼트 3세트를 다 끝내고 나서 런지 3세트를 합니다. 이렇게 해야 해당 근육에 확실하게 자극을 주고 마무리할 수 있기 때문이죠.

그럼 각 세트 사이에는 얼마만큼의 간격을 두어야 할까요? 휴식 시간이 너무 길면 근육의 긴장이 풀리면서 전체적인 운동 효과를 깎아먹게 됩니다. 반대로 너무 짧으면 다음 세트를 정상적으로 수행하기가 힘들어져 이 역시 운동 효과에 마이너스가 되죠. 그래서 양쪽 사이의 균형점을 찾는 게 필요합니다.

중량을 많이 들수록 근육이 물리적으로 미세한 손상을 입고, 타격도 오래가기 때문에 휴식을 길게 잡습니다. 이에 비해 낮은 중량에서의 타격은 에너지 시스템에서 발생한 피로가 주된 원인이기 때문에 조금 쉬면 회복된다고 보아 휴식을 짧게 잡습니다.

초보자의 경우 일반적인 가이드라인이 있습니다. 고중량운동에서는 최소한 2~3분 이상, 저중량운동에서는 30초~1분, 그 중간치인 근벌크 운동에서는 1분 30초 남짓을 쉬고 다음 세트를 수행합니다. 운동 경력이 길어지고, 중량의 절대 범위 자체가 높아지면 이보다 1.5~2배 정도 휴식 시간을 더 길게 잡습니다.

한 종목을 몇 세트나 할까?

일부 변칙적인 방식을 제외하면 한 종목에서 최소 2~3세트 이상 실시해야 그 종목에 쓰인 근육군에 충분한 자극을 줄 수 있습니다. 반면

4~5세트를 넘어가면 피로 누적으로 충분한 운동 강도를 낼 수 없어 거꾸로 효율이 떨어지기 쉽습니다. 그래서 일부 변칙을 제외한 대부분의 운동 프로그램은 종목당 3~5세트 사이로 잡습니다.

스쿼트나 벤치프레스처럼 큰 근육을 쓰는 중요도 높은 종목들은 세트를 많이 잡습니다. 반면, 중요도가 떨어지는 보조운동은 2~3세트 정도로 잡는 게 보통입니다.

그만큼의 세트를 수행하고 나면 들 수 있는 횟수나 중량이 20~30% 정도는 감소하게 됩니다. 무리해서 세트 수만 늘리는 건 운동을 막노동으로 변질시키게 되니 미련 없이 다음 종목으로 넘어갑니다.

한 부위를 얼마나 자주 운동할까?

근육은 운동할 때 자라는 게 아니고 운동 후 쉬면서 회복하는 시간에 성장합니다.

근육에 운동이라는 자극이 가해지면 초반에는 근신경 위주로 성장하고, 그 단계를 넘어서면 본격적으로 근육의 단백질 합성, 쉽게 말해 근육의 부피 키우기 과정에 들어갑니다. 근부피 성장은 운동을 통해 '근육이 더 필요해!'라는 신호가 몸에 전달되고 적어도 한 달 정도 걸리는 장기간의 과정입니다. 일단 부피 성장이 시작되면 근육은 식사를 통해 공급하는 단백질과 여분의 열량을 꾸역꾸역 소모하면서 느리지만 꾸준히 성장하게 됩니다.

따라서 무조건 많이 운동한다고 근육이 잘 자라는 건 아닙니다. 할 때 한계점까지 밀어붙여서 신호를 확실히 보내고, 쉴 때는 근육이 자랄 수 있도록 잘 먹고, 잘 자면서 푹 쉬어야 자랍니다.

근육에 한 번 전달된 '성장해!'라는 신호는 2~3일까지 지속되기 때문에 주당 최소 2~4회는 운동하는 게 효율적입니다. 그보다 띄엄띄엄 하는 건 효과가 적고, 반대로 휴식 없이 너무 자주 하는 것도 회복 시간 이 부족해 성장에는 독이 됩니다.

주당 총 몇 세트를 운동할까?

근력운동 대부분은 특정 근육군을 표적으로 더 강하게 단련합니다. 때문에 운동 프로그램도 부위별로 주당 몇 세트를 할 건지 계획하는 게 첫 단계가 되죠.

전문 선수나 재활 등 특별한 운동 처방이 필요한 경우가 아니라면 대부분의 일반인은 아래 정도의 운동량이 보통입니다.

- 엉덩이를 포함한 하체, 등처럼 덩어리가 크고 지구력과 회복력이 강한 근육 군은 주당 20~30세트 내외로 운동합니다.
- 가슴이나 어깨처럼 덩어리는 크지만 혹사당하기 쉽고 회복력이 낮은 근육 은 주당 20세트 내외면 됩니다.
- 팔이나 복근처럼 중간 크기에 지구력이 강한 근육은 주당 15세트 내외면 됩니다. 하지만 운동 초반에는 굳이 안 해도 좋으며, 큰 근육 부위를 6개월 이상 충분히 단련한 후에 실시합니다.
- 종아리나 전완은 크기도 작고, 여타 운동에 조금씩 관여하기 때문에 별도로 운동하지 않아도 대개 충분히 단련됩니다. 이 부위들은 선천적인 영향이 커서 힘들여 운동해도 효과가 두드러지지도 않습니다. 다른 중요한 부위 종목 들을 1년 이상 꾸준히 운동한 후에도 심각하게 발달이 더디거나, 해당 부위 의 재활 등으로 꼭 필요한 경우에 한해 보조운동으로 단련합니다.
- 여기서의 세트 수는 주동근으로서 그 부위를 직접 단련하는 운동도 있지만

보조근으로 간접 단련하는 경우도 포함할 수 있습니다. 이때는 0.5세트로 합산하기도 합니다. 예를 들어 푸시업을 1세트 했다면 주동근인 가슴에는 1세트로, 어깨와 삼두근에 0.5세트로 합산할 수 있습니다.

05
분할운동을 해볼까?

대부분의 근력운동은 주력하는 신체 부위, 근육군이 있습니다. 운동 프로그램을 짤 때는 한 부위를 운동한 후, 그 부위가 다음 운동을 소화할 수 있을 만큼 회복하는 데에 얼마만큼의 기간이 걸리느냐를 고려해야 하죠. 특정 부위의 회복 기간 동안 마냥 놀고 있는 건 효율이 떨어지기 때문에 전신을 분할해서 돌아가며 운동하기도 합니다.

보통 중량이 높을수록 회복에는 오랜 기간이 필요한데, 일반인 청장년층이 실시하는 일반적인 근력운동, 홈트 성격의 운동에서는 짧으면 하루, 아무리 길어도 3일 정도를 봅니다. 이에 따라 한 부위를 주당 2~3회 정도 단련하는 것이 회복력을 감안한 가장 효율적인 횟수가 됩니다. 이를 감안해서 운동 일수에 따라 부위를 분할하기도, 혹은 하루에 전신을 다 운동하기도 합니다.

무분할운동

하루에 전신을 모두 운동하는 것을 무분할법이라고 합니다. 회복 기간을 고려할 때, 주당 운동할 수 있는 날짜가 2~3일일 때 가장 적당합니다. 예를 들어, 아래의 운동을 월-수-금요일에 하거나 요일을 무시하고 격일로 하는 방법이죠.

홈트를 위한 맨몸운동 무분할

하체	체력에 맞는 버전의 스쿼트 혹은 런지 : 8~12회×5세트
가슴	푸시업 또는 딥스 : 정자세로 한계치까지×5세트
등	턱걸이 혹은 인버티드 로우 : 정자세로 한계치까지×5세트
어깨	파이크 푸시업 : 10회×4세트
코어	하루는 할로우바디 홀드 혹은 슈퍼맨 다음날은 크런치나 버티컬 레그 레이즈 : 한계치까지×4세트

홈트를 위한 기구+맨몸운동 무분할

하체	덤벨 혹은 바벨 스쿼트 혹은 런지 : 8~12회×5세트 힙 브릿지 또는 힙 쓰러스트 : 10~15회×3세트
가슴	벤치프레스 혹은 플로어 프레스 : 8~10회×5세트
등	턱걸이 혹은 인버티드 로우 : 한계치까지×4세트 기구를 사용하는 로우 : 8~12회×3~4세트
어깨	덤벨 오버헤드 프레스 : 10회×4세트
코어	하루는 롤아웃이나 파이크, 다음날은 크런치나 버티컬 레그 레이즈 : 한계치까지×4세트

2분할운동

주당 운동 일수가 4~5일일 때는 전신을 둘로 나누면 주당 2~3회 단련하게 됩니다. 무분할과 2분할은 홈트에서 가장 무난하게 적용할 수 있는 운동법입니다.

아래는 전형적인 상하체 2분할의 예시입니다. 주당 5일 운동한다면

2분할을 뒤에 나올 3분할과 섞어서 2분할+3분할로 총 5일을 채울 수도 있죠.

상체	등	턱걸이 : (오버그립 한계치까지×4세트)+(언더그립 한계치까지×3세트)
		(턱걸이가 힘들면 본인에게 맞는 난이도로 변형, 기구가 없으면 인버티드 로우로 변경)
		기구를 사용하는 로우 : 10회×4세트
		(기구가 없다면 플로어 풀오버)
	가슴	벤치프레스 또는 딥스나 푸시업 : 8~12회×5세트
		(푸시업은 매 세트 한계치까지)
	어깨	오버헤드 프레스 또는 파이크 푸시업 : 8~12회×5세트
		(파이크 푸시업은 매 세트 한계치까지)
하체 코어	다리	스쿼트 : 8~12회×5세트
		(본인에게 맞는 난이도의 방식으로 선택)
		덤벨 런지 : 12~15회×4세트
		하루는 씨씨 스쿼트 : 한계치까지×3세트
		다음 세션은 햄스트링컬 : 한계치까지×3세트
	엉덩이	힙 브릿지 또는 힙 쓰러스트 : 10~15회×3세트
	코어	크런치 혹은 버티컬 레그 레이즈 : 한계치까지×4세트
		하루는 슈퍼맨 혹은 프론 코브라 : 30초×4세트
		다음 세션은 할로우바디 홀드 : 30초×4세트

3분할법 이상

운동 일수가 6일인 경우 3분할을 실시하기도 합니다. 3분할법은 헬스장을 다니는 일반인 사이에서 한때 널리 쓰인 방법인데, 머신을 쓰는 고립운동이 많이 들어갑니다. 본격적인 홈짐을 갖췄다면 활용할 수 있겠지만 맨몸운동과 복합성 운동을 주로 실시하는 일반적인 홈트에서 전통적인 방식의 3분할을 그대로 적용하기는 어렵습니다.

홈트에서 3분할을 적용한다면 부위별로 나누는 방식보다는 아래와 같이 운동 스타일을 달리하는 방식으로 적용하면 효율적입니다. 3분할보다 높은 4, 5분할은 보조운동이 지나치게 많아 홈트에는 적합하지 않습니다.

1일차	2일차	3일차	특징
가슴/삼두/복근	등/이두	하체/어깨	홈짐이 있는 경우 가능한 고전적인 3분할
가슴/코어	등/허리	하체/어깨	근벌크를 위한 홈트 구성
등/가슴	하체/어깨	맨몸 플라이오메트릭스	플라이오메트릭스를 별도 날짜로 구성. 근벌크+운동능력을 강조한 구성
전신 맨몸운동	전신 맨몸운동	헬스장 스트렝스 트레이닝 (3대 운동)	맨몸 홈트+주당 1~2회의 헬스장 운동을 병행하는 구성

일반적인 트레이닝 vs 서킷 트레이닝

우리가 아는 대부분의 근력운동에서는 한 종목의 모든 세트를 마무리한 후 다음 종목으로 넘어가는 '스트레이트 세트' 방식을 씁니다. 이에 비해 '서킷 트레이닝' 방식은 오늘 수행할 종목을 한 세트씩 돌아가며 사이클로 실시합니다.

예를 들어, 스쿼트와 푸시업과 턱걸이를 3세트씩 하는 게 오늘의 목표라면 스트레이트 세트에서는 스쿼트 3세트를 마친 후 푸시업 3세트를 하고 턱걸이 3세트를 합니다. 이에 비해 서킷 트레이닝은 '스쿼트 1

세트-푸시업 1세트-턱걸이 1세트'를 휴식 없이 연속으로 다 실시하면 한 사이클이 끝납니다. 이 사이클을 세 번 반복하면 세션이 끝납니다.

서킷 트레이닝은 다른 부위를 운동하는 동안 앞서 운동한 부위는 어느 정도 쉴 수 있다는 관점인데, 성격이나 부위가 다른 운동을 순서대로 돌아가며 하는 특성상 대개는 무분할로 하죠.

하지만 그 부위를 직접 운동하는 게 아니라고 제대로 쉬는 건 아닙니다. 어느 부위를 운동하건 몸의 다른 부위도 정도만 다를 뿐 조금씩은 관여하고, 숨도 찹니다. 결국 피로가 누적되면서 후반 사이클로 갈수록 고통스럽고 힘이 듭니다. 때문에 고중량운동보다는 저중량운동, 맨몸운동, 컨디셔닝운동에서 많이 활용하고, 홈트에 적합하며, 근육의 크기나 힘을 기르기보다는 근지구력과 기초체력 향상, 다이어트에 유리하죠.

너무 많은 종목으로 실시하면 종목의 반복 사이클이 너무 길어지기 때문에 대개 4~5종목 이내로 압축합니다.

근력운동을 위한 맨몸운동 무분할 서킷 트레이닝

가슴	푸시업 8~12회	
하체	런지 12회	
등	턱걸이 한계치까지 혹은 인버티드 로우 12회	
하체	TRX 스쿼트 20회 혹은 TRX 피스톨 스쿼트 좌우 각각 10회	4~5사이클 반복
코어 및 전신	마운틴 클라이머 좌우 각각 20회	
	30초간 휴식	

비만인의 다이어트를 위한 서킷 트레이닝

몸 후면	인버티드 로우 15회	
하체	스텝박스 오르기 30~40보	
몸 전면	무릎 푸시업	5사이클 반복
하체	TRX 스쿼트	
전신	리버스 우드촙 좌우 각각 20회	
	30초간 휴식	

체력 발달을 위한 중급자용 서킷 트레이닝

몸 전면	버피 20회	
상체 후면	턱걸이 10회	
하체	점핑 런지 좌우 각각 20회	5~6사이클 반복
하체 후면	저중량 케틀벨 스윙 20~30회	
	20~30초간 휴식	

06
제한된 조건에서 운동 강도 높이기

홈트에서의 가장 큰 제약 조건은 기구가 한정적이라는 점입니다. 소음·진동을 주의해야 하는 건 당연하고 마음껏 뛰거나 기구를 던질 수도 없습니다.

특히 맨몸운동은 체중이라는 기본적인 한계가 있다 보니 횟수만 늘리다 보면 20~30회를 거쳐 막노동의 수준으로 올라가고, 살은 빠지고 지구력은 높아질지 몰라도 근력이나 근부피는 제자리를 못 면하게 됩니다. 맨몸운동만 하는 분들 중 '벗었을 때 자글자글한 몸짱'은 많지만 옷을 입어도 티가 날 만큼 벌크가 있는 분들이 드문 이유죠.

때문에 홈트처럼 중량이나 조건이 제한된 상태에서는 단순히 횟수 말고도 실질적인 운동의 강도를 높이는 방법이 필요합니다.

난이도 높여 변형하기

대부분의 운동은 쉬운 버전부터 어려운 버전까지 여러 형태가 존재합니다. 이런 버전들은 제한된 기구와 환경에서 운동 강도를 높이는 데 유용합니다.

예를 들어, 푸시업이라면 다리를 높이 올리고 할수록 어려워지고, 스쿼트는 몸을 똑바로 세울수록, 무게를 몸 앞쪽에 둘수록 허벅지 앞면 근육이 더 강하게 자극됩니다. 이런 여러 변형을 응용하면 굳이 아주 무거운 기구가 없이도 강한 자극을 줄 수 있습니다. 각 종목에 따른 홈트용 변형은 뒤에서 설명합니다.

휴식 시간 최소화하기

운동 강도를 높이는 데는 기본적으로 중량 높이기와 횟수 늘리기가 쓰입니다. 하지만 흔히 간과하는 또 한 가지 요소는 세트 사이의 시간입니다. 휴식 시간을 줄이는 건 이 둘의 중간 효과를 줄 수 있습니다. 단, 휴식 시간을 과도하게 줄여 수행능력을 심각하게 해칠 경우는 본인의 체력만큼의 효과를 내기 어려우므로 아무리 짧아도 30초~1분은 쉬어야 합니다.

이 방법은 주로 초보 단계에서 유용하며, 중상급자 이상에서는 고반복 운동에서 활용할 수 있습니다.

파워 트레이닝 스타일

파워 트레이닝은 유사한 개념의 역동적 세트(DE, Dynamic Effort) 또는 폭발적 세트(Explosive Set)라고도 알려져 있습니다. 아주 초보자보다는 기초를 갖춘 중급자 이상에서 많이 씁니다. 경기 스포츠에서도 폭발적인 힘을 내는 능력이 특히 중요하기 때문에 경기력을 높이기 위해 근력운동을 할 때 유용한 방식이죠.

전통적인 근력운동은 표적 근육에 집중하며 일정한 속도로 수행합니다. 힘을 주어 근육을 수축하는 단계는 종목에 따라 1~3초 정도 걸립니다. 카프 레이즈나 컬처럼 동작이 짧은 동작이 있는 반면, 스쿼트처럼 동작 거리가 매우 긴 동작도 있습니다. 근육이 완전히 수축한 단계에서 0.5초쯤 잠시 멈춘 뒤, 수축할 때와 같거나 조금 느린 속도로 이완하는 것이 전형적인 방식입니다.

파워 트레이닝은 이와는 달리 짧은 순간에 폭발적으로 힘을 발휘합니다. 스쿼트도 천천히 일어나는 대신 점프하듯 일어나고, 벤치프레스에서도 '바벨을 하늘로 던져 올리듯이' 힘껏 밀어 올립니다. 보통은 2배의 속도로 들어 올립니다. 클린이나 스윙, 스핀처럼 종목 자체가 파워 트레이닝 성격인 종목도 있습니다.

학창시절 배운 물리학 공식 중 'F(힘)＝m(무게)×a(가속도)'가 있죠. 보통의 근력운동은 더 무거운 것, 즉 m을 높이는 게 목적이지만 파워 트레이닝의 목적은 순간적인 힘 F를 최대로 높이는 겁니다.

문제는 무게가 너무 무거우면 가속이 느려져 F가 줄어듭니다. 무게가 너무 가벼우면 가속은 높아지지만 결과적으로 F는 떨어지죠. 즉 F가 최대로 찍히려면 m이 너무 높지도, 낮지도 않은 '최적의 범위'가 필요한데, 일반적인 근력운동에 쓰는 무게의 60~70% 정도입니다. 즉 평소 100kg의 바벨로 벤치프레스를 하던 사람이 파워 트레이닝에선 60~70kg의 바벨을 써야 하죠.

이 방식은 맨몸운동에도 적용할 수 있습니다. 플라이오메트릭Plyometric 방식이라고 합니다. 푸시업에서도 손바닥이 땅에서 떨어지도록 빠르게 힘껏 쳐 올라가고(플라이오 푸시업), 스쿼트도 쪼그렸다가 그냥 일어서는 게 아니라 점프를 합니다. 턱걸이도 몸이 올라갔을 때 봉에서 잠시 손이 떨어질 정도로 힘껏 쳐 올라가는 '플라이오 풀업'이 있습니다.

이렇게 순간 파워를 내야 하는 운동들은 관절에 다소 부담이 되고, 고반복을 하면 후반에 충분한 힘을 내지 못하고 자세도 무너지기 쉽습니다. 그래서 한 번 할 때 최대한의 강도를 낼 수 있게, 5~10회 이내의 적은 횟수로 세트를 짭니다. 다만 바닥에서 점프하는 운동은 소음·진동 차단이 잘 된 곳이 아니라면 홈트에서 소화하기 부담스럽습니다.

파워 트레이닝은 신체 부담도 있고, 많은 횟수를 소화하기 어려우므로 모든 트레이닝을 이 방식으로만 하지는 않습니다. 대개는 전통적인 운동법을 기본으로 하면서 이런 파워 트레이닝을 추가하는 방식으로 하죠. 예를 들어, 일주일에 두 번 스쿼트를 한다면 하루는 파워 트레이닝 방식으로, 다음번 하체운동을 할 때는 전통적인 방식으로 할 수 있습니다.

슈퍼 슬로우 스타일

슈퍼 슬로우는 위에서 말한 파워 트레이닝과는 정반대로 아주 천천히 하는 운동 방식을 말합니다. 정자세에 집중하면서 정상적인 속도보다 3~4배의 시간이 걸리도록 아주 천천히 힘을 주고, 천천히 풀어줍니다. 근육이 순간적인 파워를 내지는 않지만 극도의 피로를 느끼도록 운동하는 것이죠. 평소 쓰던 중량의 50~60%의 낮은 중량을 사용하며, 근육에서 열감이 느껴지고 극도로 피로해 더 지속할 수 없을 때까지 합니다.

근육의 힘보다는 지구력과 근부피를 단련하는 게 주목적입니다. 언뜻 만만하게 들리지만 정신적으로는 매우 힘든 운동법입니다. 대신 관절에 가해지는 부담이 적기 때문에 주로 고령자나 부상이 있는 분들에게 가장 적합하고, 앞서 적은 파워 트레이닝과는 단련하는 목적이 상극이기 때문에 병행하기도 적합합니다.

07
유산소운동 구성하기

운동 프로그램은 근력운동에만 필요한 건 아닙니다. 유산소운동도 실시하는 방법에 따라 종류가 많습니다.

유산소운동은 크게 보아 저강도의 지속적인 운동법(LISS, Low-Intensity Steady State)과 고강도의 인터벌 트레이닝(HIIT, High-Intensity Interval Training)으로 나눌 수 있습니다. 둘은 조금은 다른 시기에, 다른 근거로 유행하게 되었죠.

LISS 유산소운동

LISS 방식 유산소운동은 주로 20세기 중반부터 에어로빅 운동이라는 이름으로 유행합니다. 최소 30~60분 정도의 비교적 긴 시간 동안 낮고 일정한 강도로 실시합니다. 빠른 걷기나 가벼운 조깅, 자전거 타기 등 우리에게 익숙한 유산소운동 방식이죠. 한때는 체지방을 더 많이 태운다는 근거로 유행을 타기도 했지만, 이후 근거가 미약하다는 사실이 알려지면서 21세기 이후로는 인기가 전처럼 높지는 않습니다.

그래도 운동 강도가 낮고 부담이 적어 고령자나 비만이 심한 사람, 관절에 문제가 있는 사람들처럼 고강도의 운동을 소화하기 어려운 사람들에게 적합한 방식입니다. 또한 일상생활 중에 틈틈이 하기 좋은 것도 장점이죠.

단점이라면 시간 투자 대비 운동 효과가 떨어지고, 지루함을 느끼기 쉬우며, 고령자나 초보자를 제외하면 체력 향상 효과를 얻기도 어렵습니다. 또한 다이어트 관점에서는 운동 후 식욕을 높이는 문제도 있습니다.

인터벌 트레이닝

낮은 강도로 지속적으로 운동하는 LISS와 달리, 인터벌 트레이닝은 '높은 강도의 운동(부하기)/짧은 휴식이나 저강도 운동(불완전 휴식)'을 번갈아 하는 방식입니다. 즉 운동 강도에 변화를 주며 실시하는 유산소 운동법이죠. 부하기와 휴식기의 차이가 크고 극적일수록 강한 효과를 줄 수 있습니다. 딱히 어렵게 생각할 것은 없고, 20분 조깅을 하면서 중간중간 3분 간격으로 1분 정도씩의 전력달리기를 끼워 넣는다면 그게 인터벌 트레이닝이 됩니다.

인터벌 트레이닝은 짧은 시간에 더 많은 열량을 태우고, 빠른 속도로 체력도 강화할 수 있는 게 장점입니다. 종목에 따라서는 근육발달에도 큰 도움이 됩니다. 반면, 힘들고 관절 등에도 부담이 크기 때문에 관절이 좋지 않은 분들이나 고령자 또는 심하게 비만한 분들은 하기 힘든 게 흠이죠. 운동 강도가 높은 만큼 앞뒤로 최소한 5~10분 정도의 워밍업과 마무리 운동도 반드시 필요합니다.

뒤에 나올 타바타 방식처럼 부하기가 짧고 강도가 매우 높은 인터벌 트레이닝은 HITT(고강도 인터벌 트레이닝)라고 하는데, 체력적으로 상당한 부담이 되기 때문에 주당 2회 이상 하기는 어렵습니다. 따라서 주당 운동 일수가 많다면 2회 정도는 HITT를, 다른 날에는 고전적인 LISS방식을 수행합니다.

대표적인 인터벌 트레이닝 방식에는 아래와 같은 것들이 있습니다.

장주기 인터벌

2~3분 정도의 부하기와 휴식기를 번갈아 실시하는 방식입니다. 주로 달리기나 사이클 등 전통적인 유산소운동에서 사용하며, 총 운동 시간은 대개 30분 이상입니다. 예컨대 3분간 시속 12km로 달리고, 3분간은 시속 8km의 느린 속도로 달리는 방식을 총 5번 반복하면 됩니다.

운동에 어느 정도 익숙해지면 강도를 높여야 하는데, 부하기는 강도나 속도를 높이고, 휴식기는 비중을 점점 줄여가는 방식으로 전체 운동 강도를 높입니다.

스프린트 인터벌

야외달리기용 인터벌 방식입니다. 정해진 거리를 전력으로 달려간 후, 걸어서 출발점으로 되돌아옵니다. 보통 200~800미터 정도의 거리를 활용하기 때문에 장주기 인터벌보다는 운동 주기가 짧습니다. 달리는 속도와 걷는 속도 차를 감안할 때 부하기보다 휴식기가 2배 이상 깁니다. 중거리 달리기의 기록 향상에 많이 쓰입니다.

타바타 방식 인터벌

일본의 이즈미 타바타 박사가 일본 빙상 대표선수들을 위해 고안한 심폐훈련 방식입니다. 20초의 초 고강도 운동과 10초의 짧은 휴식을 8세트 반복합니다. 20초 안에 심박수의 생물학적 한계치 이상까지 올려야 하기 때문에 실제로 적용 가능한 종목은 많지 않습니다. 버피 혹은 아주 성능이 좋은 고정식 자전거, 야외 달리기 등에서 활용할 수 있습니다.

본 운동 시간이 총 4분이라 일부에서는 '4분이면 장시간 운동만큼 효과를 거둘 수 있다!'라는 식으로 잘못 알려져 있기도 합니다. 실제로는 워밍업과 마무리 운동에 많은 시간이 소요되기 때문에 총 운동 시간은 최소한 15~20분 이상입니다. 세상에 공짜는 없습니다.

선수 대상 운동법인 만큼 난이도가 매우 높아 운동 경험 없는 일반인이 원칙대로 수행하기는 매우 힘듭니다. 일반인 대상으로는 운동 시간과 휴식 시간을 2배씩 늘린 '40초 운동-20초 휴식'의 방식으로 적용하기도 합니다.

기발라 방식 인터벌

캐나다의 마틴 기발라 박사가 대중화한 방식입니다. '60초간 최대심박수 80~90% 수준의 고강도 운동 → 75초간 저강도 운동'을 8~12세트 수행합니다. 워밍업과 마무리 운동을 합친 총 운동 시간은 20~30분으로, 일반인 기준에서 수행 가능한 전형적인 고강도 인터벌 트레이닝이라고 할 수 있습니다.

기발라 방식은 운동 강도도 과하지 않고 여러 종목에 두루 적용할 수 있다는 것이 장점입니다. 고정식 자전거, 달리기 같은 전통적인 유산소 운동부터 버피나 로잉머신, 케틀벨 스윙 등 다양한 컨디셔닝운동, 심지어 스쿼트처럼 전신을 쓰는 근력운동에도 적용할 수 있습니다.

볼라드 방식 인터벌

영국의 닐스 볼라드 박사가 고안한 방식으로, 혈압이나 혈당, 혈중지방 같은 건강 지표 개선이 목적인 운동법입니다. 운동 횟수는 주당 3회로 10분 정도의 가벼운 운동을 실시하며, 그 중간에 20초 정도의 '완전히 탈진시키는' 순간적인 초고강도 운동을 2~3번 실시합니다.

타바타와 달리 고강도 운동 시간이 짧고, 전체 운동 시간도 워밍업을 포함해 10분에 불과해서 바쁜 일반인도 일상에서 적용할 수 있습니다. 다만 이때도 종목은 제한적이어서 성능 좋은 고정식 자전거나 야외달리기, 계단 뛰어오르기 정도에만 적용할 수 있는 것이 흠입니다.

	부하기	휴식기	세트 수	총 운동시간	특징
장주기	2~3분 이상	2~3분 이하	5세트 이상	30분 이상	주로 전통적인 유산소운동
스프린트	30초~2분	5분 이하	–	–	야외 달리기의 기록 훈련
타바타	20초 (40초)	10초 (20초)	8세트	15~20분	선수용 프로그램, 일반인은 2배씩 시간을 늘린 방식을 권장
기발라	60초	75초	8~12세트	20~30분	다양한 종목에 활용 가능
볼라드	20초	2~3분	2~3세트	10분	부하기에 체력이 허용하는 최고 강도로 운동

홈트

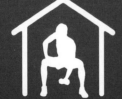

HOME
TRAINING

최적의
근력운동

헬스장에서의 운동을 기준으로 근력운동의 구체적인 자세와 구성에 관해서는 전작인 《헬스의 정석－근력운동편》에서 이미 다룬 적이 있습니다. 랙과 바벨, 덤벨 등을 모두 구비한 홈짐을 갖췄다면 전작의 동작과 내용을 동일하게 적용할 수 있죠.

이 책에서는 장비나 환경에 다소 제약이 있는 홈짐 혹은 여행이나 출장 등 운동기구가 아예 없는 상황에서의 운동법을 기준으로 합니다. 따라서 집 안에서 할 수 있는 맨몸운동이나 소도구 운동을 우선으로 다루며, 기구가 제한적일 때 필연적으로 부딪치게 되는 '운동 강도 조절' 문제에 중점을 두어 설명하려 합니다.

누군가의 상체를 볼 때 바로 눈에 들어오는 부위가 가슴과 어깨입니다. 그만큼 근력운동에서도 많은 분들이 중시하는 부위이기도 하죠.

여기에 해당하는 근육군 중 가장 대표적인 것은 가슴 앞면의 대흉근과 어깨 양쪽의 삼각근 그리고 어깨의 윗 라인을 결정하는 승모근이 있죠. 이 중 승모근은 엄밀히 말하면 등 근육이지만 어깨를 받치는 견갑골을 위와 뒤에서 지지하고 있어 결국은 어깨에도 걸쳐 있죠. 여기에 팔 뒤쪽의 삼두근 역시 미는 운동에 함께 동원됩니다. 따라서 가슴과 어깨, 삼두근은 '앞이나 위로 미는 운동'이라는 기능적인 차원에서 함께 다니는 짝꿍이고, 운동할 때도 함께 단련됩니다.

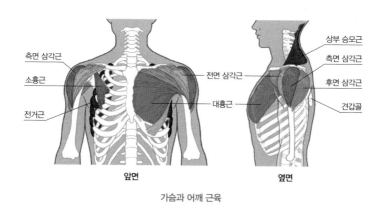

가슴과 어깨 근육

● 중량을 앞으로 미는 운동 : 벤치프레스, 푸시업

- 내 몸을 위로 밀어 올리는 운동 : 딥스
- 중량을 위로 미는 운동 : 오버헤드 프레스, 파이크 푸시업
- 팔을 펴고 밑에서 위로 들어 올리는 운동 : 레이즈

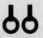

권장하는 구성

가슴 운동은 기본적으로 어깨와 삼두운동을 포함하기 때문에 처음에는 가슴운동으로 시작해 조금씩 범위를 넓혀 갑니다.

푸시업 계열 혹은 벤치프레스 계열의 운동을 주된 운동으로 삼아서 주당 2~3세션, 매 세션마다 5세트 이상 실시합니다. 딥스는 보조운동으로 주당 1~2회 안쪽으로 실시합니다.

위의 운동들이 익숙해지고 정자세 푸시업을 12회 이상 연속으로 할 수 있게 되면 오버헤드 프레스 혹은 파이크 푸시업을 주당 2회, 4세트 이상 추가합니다.

오버헤드 프레스나 파이크 푸시업이 충분히 익숙해지고, 어깨가 덜 발달했다고 판단되면 부족한 부위의 레이즈 운동을 추가합니다.

푸시업 계열

운동 성격	적합 레벨	주된 반복 수	표적 근육
복합성 운동	초급~상급	고반복	대흉근 / 삼각근 / 삼두근

집에서 도구 없이 할 수 있는 일반인 눈높이의 가슴운동 대명사는 뭐니 뭐니 해도 푸시업입니다. 기존에 알려진 가슴운동의 대표 종목은 벤치프레스이지만 장비가 많이 필요하기 때문이죠. 다행히 푸시업에

서도 강도를 높이는 변형이 많습니다. 따라서 홈트라면 푸시업을 기본 가슴운동으로 삼고, 운동능력 발달에 따라 고강도의 변형이나 딥스 등으로 발전시키면 됩니다.

푸시업은 가슴의 대흉근과 어깨의 삼각근, 팔의 삼두근과 함께 등도 일정 수준 함께 단련할 수 있는 상체의 종합적인 운동입니다.

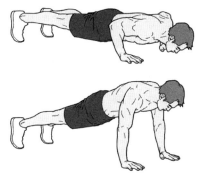

기본 푸시업

❶ 준비자세 : 양손을 어깨보다 약간 넓게 벌려 바닥을 짚은 후, 몸을 곧게 펴고 발끝으로 바닥을 지지한다. 몸 전체가 곧게 펴져야 하며, 엉덩이가 올라가거나 밑으로 처져선 안 된다.

❷ (숨을 들이마시며) 몸을 천천히 밑으로 내려 가슴으로 바닥을 터치한다. 팔꿈치는 옆으로 45도쯤 벌어지는 자세가 어깨에 안전하면서도 가슴에 적당한 자극이 들어가는 최적의 각도다. 전완은 바닥과 수직을 유지한다.

❸ (숨을 내쉬면서) 가슴에 힘을 주고 팔꿈치를 앞으로 밀어 올린다. 팔을 완전히 펴면 대흉근이 최대로 수축한 상태가 된다. 1회를 완수하면 ❷, ❸을 반복한다.

❹ 원칙적으로 견갑골은 앞으로 내밀거나 뒤로 젖히지 않고 중립에 고정한

다. 단, 어깨가 튼튼하고, 기존 푸시업이 충분히 익숙해져서 운동 강도를 높이고 싶다면 하단에서는 견갑을 뒤로 모으고, 상단에서는 견갑을 앞으로 내미는 변형을 쓰기도 한다.

푸시업과 벤치프레스의 차이

푸시업은 가슴운동이면서 어깨운동이고, 코어와 복근도 사용하는 면에서 상체를 두루 단련하는 운동입니다. 이런 특징은 벤치프레스와 비교하면 장점이 되기도 하고 단점이 되기도 합니다. 벤치프레스와 푸시업의 특징을 비교해 봅니다.

벤치프레스는 등이 벤치에 고정된 상태이기 때문에 가슴과 전면삼각근에 집중해 움직이게 됩니다. 그에 비해 푸시업은 등 상부와 허리가 자유로워 견갑골 주변의 근육까지 동원되죠. 더 다양한 근육을 단련할 수 있는 장점이 되기도 하고, 가슴에만 집중하기는 어렵다는 단점이 될 수도 있습니다.

하지만 상체의 많은 근육, 특히 어깨너비를 결정하는 견갑골 주변을 많이 쓴다는 면에서 초보자가 '넓은 어깨'를 만드는 데는 푸시업이 벤치프레스보다 더 유리할 수도 있습니다.

푸시업의 운동 강도는 전적으로 체중에 따라 결정됩니다. 정자세로 수행한다면 체중의 약 60% 무게로 벤치프레스를 드는 것과 비슷한 힘이 필요합니다.

문제는 자신의 체중은 봉에 원판 끼우듯 마음대로 늘리거나 줄일 수 없다는 점입니다. 때문에 마른 사람에게는 너무 강도가 약하고, 뚱뚱한 사람에게는 강도가 과해지는 단점이 있습니다.

푸시업을 연속으로 할 수 있는 횟수가 12회 이상으로 많아지면 그때부터는 난이도를 높인 변형 푸시업이나 딥스, 벤치프레스, 플로어프레스 등으로 종목을 다양하게 하면 빨리 발전할 수 있습니다.

푸시업을 맨바닥에서 하면 손목을 꺾은 상태로 수행하게 되어 손목의 안전에 문제가 되기도 합니다. 이 문제는 푸시업바를 쓰면 해결됩니다.

몸의 각도에 따른 푸시업 운동 강도

푸시업은 내 체중을 팔과 발끝이 나누어서 부담합니다. 몸의 각도에 따라 팔로 가는 부담이 커지기도 하고, 적어지기도 하죠.

다리를 올리는 푸시업 즉 머리가 낮게 내려가는 방식을 디클라인 푸시업이라고 하며, 일반적으로 더 어렵습니다. 반대로 머리를 높게 올리는 푸시업을 인클라인 푸시업이라고 합니다. 무릎을 대고 하는 푸시업도 인클라인과 비슷한데, 이렇게 머리가 높은 푸시업은 보통의 푸시업보다 쉽습니다.

허리 건강이나 장소 문제 등으로 엎드린 푸시업이 불가능한 경우도 있습니다. 이때는 선 상태로 벽을 미는 '월 푸시업'을 합니다. 인클라인 푸시업의 극단적인 형태죠. 월 푸시업에서는 동작 내내 몸을 곧게 펴고, 발끝은 까치발로 뒤꿈치를 바닥에서 떼어야 최대한의 효과를 얻을 수 있습니다. 월 푸시업 자체는 운동 강도가 낮지만 한 팔로 하거나 플라이오 푸시업 방식으로 최대한 강도를 높일 수 있습니다.

그럼 각 자세들이 얼마나 어렵고 쉬울까요? 푸시업의 형태별로 실제로 팔에 가해지는 힘을 분석하면 다음 페이지의 표와 같습니다.[*]

---

[*] Kinetic analysis of several variations of push-ups, William P Ebben 외. Journal of Strength and Conditioning Research (2011)

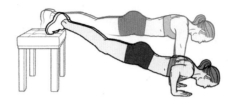

디클라인 푸시업

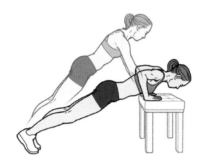

인클라인 푸시업

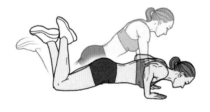

무릎 푸시업

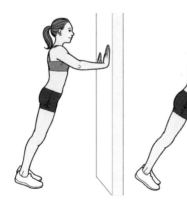

월 푸시업

머리가 다리보다 61cm 낮은 디클라인 푸시업	체중의 74%
머리가 다리보다 30cm 낮은 디클라인 푸시업	체중의 70%
보통의 정자세 푸시업	체중의 64%
무릎 푸시업	체중의 49%
머리가 다리보다 30cm 높은 인클라인 푸시업	체중의 55%
머리가 다리보다 61cm 높은 인클라인 푸시업	체중의 41%

문제는 저만큼의 강도가 실제로는 가슴과 어깨 근육에 분산된다는 점입니다. 머리를 낮춘 디클라인 푸시업은 보통의 푸시업보다 힘이 더 드는 대신 어깨가 많이 관여합니다. 이때 더 힘들어지는 건 가슴 근육보다는 어깨 근육입니다. 반대로 머리가 높아지는 인클라인 푸시업이 쉬워지는 것도 어깨 근육의 부담이 줄기 때문이죠.

즉 푸시업에서 몸의 각도를 바꿔서 강도를 조절하는 건 가슴보다는 어깨가 얼마만큼 관여하느냐에 가장 큰 영향을 줍니다.

팔을 벌리는 각도에 따라 작용하는 근육들

어깨와 팔꿈치가 이루는 각도는 상체운동 전반에 큰 영향을 줍니다. 푸시업에서 전완은 수직을 이루어야 하므로 팔꿈치 위치는 위에서 보면 결국 손의 위치이기도 하죠.

다음 페이지의 그림에서 A처럼 팔을 옆으로 쫙 벌리면 전면 삼각근, 대흉근 상부와 바깥쪽이 크게 관여합니다. 이 부위들은 미용상 관심을 많이 받는 부위라서 여기까지만 들으면 이게 정답일 것 같지만, 문제는 어깨와 팔꿈치 관절에 무리가 간다는 점이죠. 가장 비추합니다.

C처럼 팔을 옆구리에 딱 붙이면 삼두근이 크게 관여합니다. 미용상 관심을 받는 부위에는 다소 어긋나지만 그렇다고 가슴에 자극이 안 가

는 것도 아니고, 결정적으로 어깨관절 부담이 크게 줄기 때문에 어깨에 문제가 있는 분들에게 권장하는 방식이기도 합니다.

삼두근과 가슴 중앙만 주력하고 싶다면 아예 양손이 가슴 앞에서 맞닿는 '다이아몬드 푸시업'이라는 다소 극단적인 방식을 쓰기도 합니다.

딱히 어깨에 문제도 없고, 모든 근육들을 고루 단련하는 효율적인 푸시업은 B처럼 이 둘의 중간 정도를 취합니다. 즉 팔꿈치를 45도 정도 벌리면 가슴을 주축으로 어깨와 삼두도 고루 운동이 되면서, 어깨나 팔꿈치 관절에도 크게 무리를 주지는 않습니다.

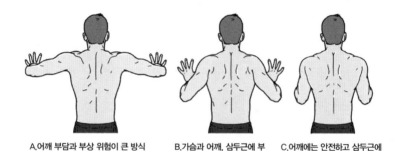

A.어깨 부담과 부상 위험이 큰 방식   B.가슴과 어깨, 삼두근에 부담이 고루 분산되는 방식   C.어깨에는 안전하고 삼두근에 부담이 분산되는 방식

푸시업 동작별 팔꿈치 간격

푸시업 강도를 조절하는 다른 방법들

다리를 벌리고 푸시업을 해도 좌우 흔들림이 줄고 모멘트암이 짧아지면서 난이도가 조금 낮아집니다.

푸시업바를 쓰면 하단에서 조금 더 깊이 내려갈 수 있어 강도를 높일 수 있습니다.

상단의 마무리 자세에서 견갑골을 내밀어 가슴을 웅크리듯 모아 쥐어짜는 방식으로 자극을 더할 수 있습니다. 하지만 하단에서부터 견갑골을 움직이면 가슴이나 어깨가 제대로 자극되지 않을 수도 있으니 주의합니다.

등에 배낭을 지거나, 중량조끼를 입는 등의 방식으로 아예 중량 자체를 높일 수 있습니다. 일부에서는 등에 원판을 얹고 하기도 하는데, 자칫 원판이 떨어질 우려도 있고 견갑골의 자유로운 움직임을 제약하는 문제가 있어 권장하지 않습니다.

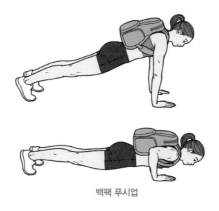

백팩 푸시업

상단에서 힘차게 확 밀어서 손이 바닥에서 떨어지도록 하는 '플라이오 푸시업' 방식으로 강도를 높일 수 있습니다. 난이도가 높으므로 어깨가 튼튼한 중상급자에게 권장합니다. 플라이오 푸시업으로 첫 1~3회를 실시후, 나머지 횟수를 일반적인 푸시업으로 마무리하는 방식도 좋습니다.

링이나 TRX 등 서스펜션 기구에 발을 걸고 하는 디클라인 푸시업도 있습니다. 고정된 곳에 발을 딛고 하는 일반 디클라인 푸시업보다 발의 안정성이 낮아지면서 난이도가 높아집니다. 푸시업에서 딥스로 넘어가는 중간 단계로 보면 됩니다.

흉근에 더 강한 자극을 주고 싶은 중상급자라면 서스펜션 기구를 양손으로 잡고 실시할 수 있습니다. 양손의 위치가 자유롭고, 간격도 조절할

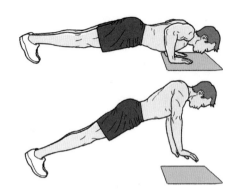

플라이오 푸시업

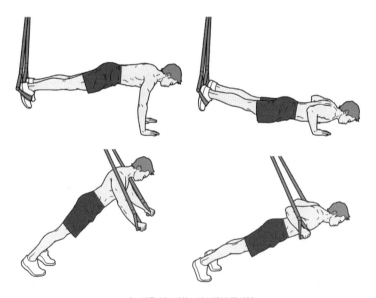

손·발을 걸고 하는 서스펜션 푸시업

수 있어서 힘을 주어 올라갈 때 양손을 가운데로 모아 흉근을 더 수축시킬 수도 있습니다. 동작 전반을 보면 뒤에 나올 링 딥스의 성격이 가미된 것으로, 푸시업과 체스트 플라이를 병행하는 동작도 됩니다. 줄의 길이와 몸의 각도를 조절해서 운동 강도를 높이거나 낮출 수 있습니다.

단, 어깨에 상당한 부담이 되므로 비만하거나 어깨 부상 전력이 있다면 권하지 않습니다.

일부에서 실시하는 한 손 푸시업은 어깨가 튼튼하고 몸의 기능성을 중시하는 상급자에게는 팔과 전신의 균형감을 단련하는 좋은 운동이지만, 가슴이나 어깨 근육을 집중 단련하는 차원의 운동은 아닙니다.

가슴과 어깨의 근력운동 차원에서 푸시업을 높은 난이도로 하고 싶다면 '아처 푸시업'을 권합니다. 한 팔은 정상적인 푸시업 자세로 디디고, 반대편 팔은 '활을 쏘듯(Archer)' 옆으로 쭉 뻗어 바닥을 짚습니다. 이렇게 하면 반대편의 팔이 중심을 잡아주어 푸시업을 하는 팔이 가슴과 어깨에 더 집중할 수 있게 됩니다. 한편 길게 뻗은 쪽 팔은 모멘트암이 길어지면서 마치 기구로 하는 체스트 플라이와 유사한 운동 효과를 얻게 됩니다. 쭉 뻗은 팔 밑에 책 등을 고여 높이를 높여주면 난이도가 더 높아집니다.

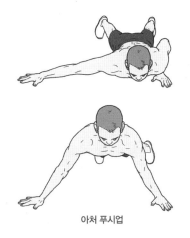

아처 푸시업

푸시업에서 어깨와 위 가슴 위주로 단련하고 싶다면 프로그(개구리) 푸시업 방식이 있습니다. 몸을 쭉 펴지 않고 개구리처럼 허리와 무릎을 굽혀 웅크린 자세로 실시합니다. 얼굴과 무릎이 바닥에 닿기 직전까지 수직으로 내려갔다가 올라가며, 다리는 살짝 벌리고 하면 다른 근육이 관여하지 않습니다. 크게 보면 뒤에 나올 파이크 푸시업과 일반 푸시업의 중간 형태입니다.

프로그 푸시업에서는 허리와 무릎이 굽은 정도를 내내 같도록 유지하는 게 중요합니다. 허리와 무릎관절을 움직여서 동작하면 허리나 허벅지 운동이 되어버립니다.

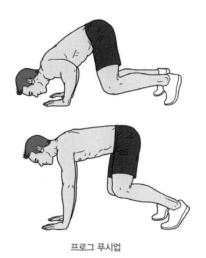

프로그 푸시업

벤치프레스와 플로어프레스

운동 성격	적합 레벨	주된 반복 수	표적 근육
복합성 운동	초급~상급	다양	대흉근 / 삼각근 / 삼두근

가슴을 단련하는 기존의 대표적인 운동은 단연 벤치프레스지만 집에

서 운동한다면 푸시업보다 제약이 많습니다. 벤치프레스를 하려면 최소한 벤치는 있어야 하고, 바벨이나 덤벨도 있어야 합니다. 바벨 벤치프레스는 랙이 있어야 제대로 할 수 있죠. 랙과 벤치가 없다면 바닥에서 할 수 있는데, 이를 플로어프레스라고 합니다.

집에 벤치프레스를 할 수 있는 랙이나 벤치가 있다면 벤치프레스의 기본 그대로 실시하면 됩니다. 초보자의 경우, 바벨을 기준으로 남성은 20~30kg, 여성은 10~12kg 정도로 자세를 연습하며 시작해서 점점 중량을 높여갑니다.

❶ 준비자세1: 벤치에 누워 양 견갑골을 뒤로 모아 등판에 단단히 붙인다. 동작 내내 견갑골은 이 상태를 유지해야 한다.

❷ 준비자세2 : 다리는 무릎을 90도 굽혀 바닥을 디딘다. 벤치가 너무 높아 바닥에 발이 닿지 않으면 원판이나 책 등 단단한 것을 발밑에 받쳐준다. 엉덩이를 벤치에 단단히 고정하고, 허리 뒤쪽으로 손이 들어갈 정도의 아치를 유지한다.

❸ 준비자세3 : 어깨보다 약간 넓게 바벨봉을 쥐고 밀어 올려 캐처에서 빼낸다. 준비자세에서 바벨은 위 가슴 앞에 위치한다.

❹ (숨을 들이마시면서) 바벨을 배 쪽으로 약간 비스듬하게 내린다. 바벨이 젖꼭지 부근에 닿을 때까지 내린 후 잠시 정지한다. 팔꿈치는 위에서 내려다보았을 때 몸과 45도를 이루며, 전완은 동작 내내 수직을 유지한다.

❺ 바벨을 내려올 때와 같은 궤적으로, ❸의 위치까지 밀어 올린다. (숨은 올리며 내쉬어도 되고, 중량이 아주 무겁다면 다 든 후에 내쉬어도 된다.)

❻ 마무리 : 목표 횟수를 완수한 뒤, 팔을 쭉 편 상태에서 바벨을 캐처로 움직인다. 바벨봉이 캐처 뒤쪽에 쿵 하고 닿으면 그때 밑으로 내려 캐처에 건다.

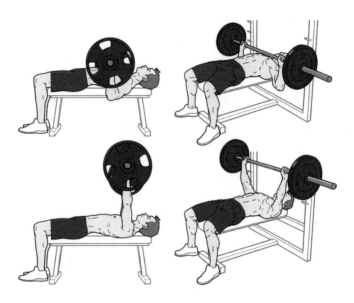

바벨 벤치프레스

덤벨로 하는 벤치프레스

바벨 벤치프레스에서는 랙이 반드시 필요하다 보니 홈트에서는 덤벨을 많이 사용합니다.

바벨 벤치프레스는 무거운 중량을 다룰 수 있지만 양손 간격이 고정되어 있고 삼두근을 많이 씁니다. 그에 비해 덤벨 벤치프레스는 양손을 합쳐도 바벨 벤치프레스의 70% 중량밖에 못 쓰지만, 손 간격이 자유로워 상단에서 가슴을 더 모을 수 있는 장점이 있습니다. 덕분에 흉근과 어깨 삼각근이 크게 관여해 미용 목적으로 운동한다면 바벨보다 유리한 점도 많습니다. 뉴트럴그립이나 오버그립을 사용하면 어깨 부담을 덜면서 위 가슴에 집중해서 단련하기도 유리하죠.

덤벨 벤치프레스는 특성상 고중량을 다루기 어려우므로 8~12회 정도의 중간 중량을 위주로 운동합니다.

덤벨 벤치프레스에서는 자세를 잡는 단계가 중요합니다. 손에 쥔 덤벨을 무릎 위에 올린 후, 그대로 드러누우며 하체의 도움을 받아 덤벨의 위치를 잡습니다. 이때 옆으로 중심을 잃지 않도록 주의합니다.

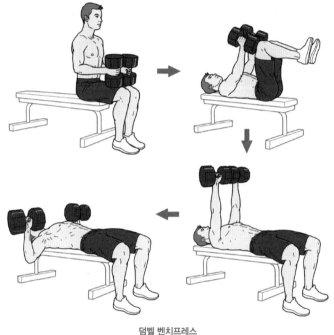

덤벨 벤치프레스

벤치프레스를 더 효율적으로 하려면?

대흉근은 속근 비중이 크고 힘이 좋은 근육이므로 많은 횟수를 반복하기보다 10회 이내로 수행해야 더 좋은 결과를 볼 수 있습니다.

푸시업에서처럼 팔꿈치를 옆으로 많이 벌릴수록 어깨와 상부 흉근이 많이 관여하는 대신 어깨가 불안정해지고 부상을 입기 쉽습니다. 반대로 팔꿈치를 모아 옆구리에 바싹 붙일수록 어깨 관여가 줄고 삼두근이 크게 관여합니다. 이때는 어깨 부상은 줄지만 흉근 전체를 효과적으로 자극하기가 어려워집니다.

따라서 이때도 푸시업에서처럼 몸과 팔꿈치가 약 45도를 이루는 지점이 양쪽 사이의 균형을 이룬 무난한 자세가 됩니다.

벤치프레스를 할 때 주의할 점

벤치프레스의 부상은 대개 어깨에서 발생합니다. 견갑골을 모아서 동작 내내 등판에 딱 붙여 고정해야 하는데, 중량을 밀어 올릴 때 어깨를 비틀거나, 더 높이 올리겠다는 욕심으로 어깨가 등판에서 떨어지면서 부상을 입는 사례가 많습니다.(186쪽 참조)

일부에서는 허리를 활처럼 크게 휘어서 실시하는 변형이 있습니다. 경기에 출전한 파워리프터들이 기록을 올리기 위해 쓰는 변칙적인 테크닉이므로 단순히 가슴 근육을 기르려는 일반인이 따라할 필요는 없습니다.

벤치프레스 후에 손목이 아프다는 사람이 많습니다. 이 문제를 해결한답시고 손목 보호대부터 찾는 경우가 많은데, 실상 손목을 뒤로 꺾어서 잡는 잘못된 그립법 때문입니다. 손목이 꺾이지 않게 하려면 바벨이 손바닥 안에서 약간 비스듬하게 위치하도록 잡아야 합니다.

또한 손목이 덜 꺾인다는 이유로 봉을 엄지로 감싸지 않는 '오픈 그립'으로 실시하는 경우도 자주 있습니다. 벤치프레스에서 절대 해서는 안 되는 금기로, 자칫 바벨을 얼굴이나 목 위로 떨어뜨릴 수도 있습니다. 실제 매년 사망자가 발생해서 '자살 그립'으로 불리기도 합니다. 주변에 도와줄 사람이 없는 홈트에서 오픈 그립을 쓰는 건 정말로 자살 행위입니다.

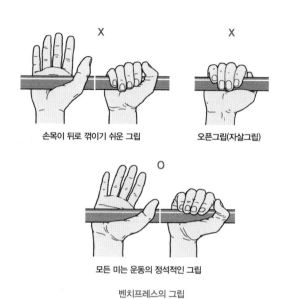

손목이 뒤로 꺾이기 쉬운 그립　　　　오픈그립(자살그립)

모든 미는 운동의 정석적인 그립

벤치프레스의 그립

마지막 회 리프팅에서는 정상적으로 바벨을 다 올려 팔을 쭉 편 상태에서 캐처로 가져가야 합니다. 그런데 종종 마지막 회 리프팅에서 캐처로 바로 바벨을 밀어 올리는 사람들이 있습니다. 이때는 힘이 빠진 상태라 자칫 실패하면 바벨봉이 얼굴을 찍을 수도 있습니다.

홈트를 위한 벤치프레스 난이도 높이기

집에 있는 바벨이나 덤벨 중량으로는 본인에게 필요한 강도만큼 내기가 어렵다면, 즉 최대 무게로도 10회 이상 어렵지 않게 들어 올릴 수 있다면 운동 효과가 떨어집니다. 이때는 아래와 같은 변형으로 운동 강도를 높여 줍니다.

손바닥이 머리 쪽을 향하는 언더그립의 벤치프레스는 위 가슴을 단련하기에 유리한 방식입니다. 이때는 중량을 드는 능력이 떨어지므로 일반 벤치프레스 절반 수준의 낮은 중량으로도 훈련할 수 있습니다. 단, 손목을 다치지 않도록 주의합니다.

손목이 불편하다면 뉴트럴그립을 이용하면 언더그립 벤치프레스의 효과를 일부 얻을 수 있습니다.

그 외에도 두 다리를 벤치 위에 올리고 실시하기도 합니다. 이 방식은 등판 전체가 벤치에 밀착되면서 다른 근육의 사용이 제한되고, 낮은 중량으로도 흉근이 강하게 자극됩니다. 단, 자칫 벤치 밑으로 굴러떨어질 위험이 있으므로 반드시 안전바가 있는 상태에서 실시합니다.

강도가 높은 풀업밴드로 랙 아랫부분과 바벨을 연결해 실시하면 풀업밴드의 장력만큼 강도가 높아집니다.

벤치 없이 하는 벤치프레스, 플로어프레스

벤치가 없다면 애당초 벤치프레스를 하기가 어렵습니다. 침대 위에서 하는 방식을 제시하기도 하는데, 침대는 물렁하고 탄성이 있어 그 위에서 무거운 리프팅을 하기는 부적합합니다. 그보다는 단단한 바닥에서 하는 플로어프레스가 낫습니다.

플로어프레스는 바벨, 덤벨로 모두 할 수 있으며 방법은 기본적으로 벤치프레스와 같습니다. 아래 설명은 가장 흔히 사용하는 덤벨 기준입니다.

❶ 준비자세1 : 덤벨을 무릎에 올리고 바닥에 쭈그려 앉는다. 덤벨 벤치프레스에서처럼 바닥에 드러누우며 무릎 반동으로 덤벨을 몸 양쪽, 유두 높이의 측면에 위치시킨다. 팔꿈치와 몸통이 45도가 되도록 위치시키자.

❷ 준비자세2 : 무릎을 세워 양발로 바닥을 디디고, 양 어깨가 바닥에 단단히 닿은 상태를 운동 내내 유지한다.

❸ (숨을 내쉬면서) 덤벨을 위쪽으로 약간 비스듬히 올려 위 가슴 위에 오도록 들어올린다.

❹ (숨을 들이마시면서) 덤벨을 처음 위치로 비스듬하게 내린다.

❺ 횟수를 완수하면 기구를 바닥에 내려놓고 일어나 빠져나온다.

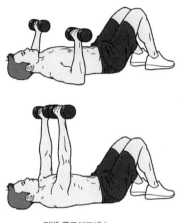

덤벨 플로어프레스

플로어프레스만의 특징으로는 다음과 같은 것들이 있습니다.

● 충분한 무게의 덤벨이나 바벨만 있다면 벤치프레스를 집에서 어느 정도 대치할 수 있습니다. 푸시업이나 딥스만으로는 자극이 불충분한 중상급자에게 유리합니다.

● 밑에서부터 밀어올리기 때문에 벤치프레스처럼 위에서 내렸다가 드는 것보다 같은 무게에서도 조금 더 힘들어집니다.

● 팔꿈치가 바닥보다는 밑으로 내려갈 수 없어 운동 범위가 짧아집니다. 한편 잘 다치는 분들에게는 이 점이 어깨를 안전하게 하는 장점이 되기도 합니다. 크고 두꺼운 널빤지나 보드 등을 구해 등 뒤에 고이고 하면 그 두께만큼 운

동 범위를 늘릴 수 있습니다.

- 허리가 바닥에 고정되므로 요통이 있어도 하기 쉽습니다.
- 반대편 팔을 옆으로 벌리고 한쪽 팔만으로 할 수 있습니다. 양쪽 팔이 같은 힘을 내야 하기 때문에 좌우 근육 발달에 불균형이 있는 분들이 교정운동으로도 활용할 수 있습니다.

체스트 딥스

운동 성격	적합 레벨	주된 반복 수	표적 근육
복합성 운동	중급~상급	중간 반복	대흉근 / 삼두근 / 삼각근

딥스는 최근 '치닝디핑' 혹은 평행봉이 가정용으로 널리 보급되면서 부쩍 관심을 많이 받는 맨몸운동이 되었습니다. '딥스dips라는 용어는 몸을 세운 상태에서 밑으로 내려갔다가 다시 밀어 올리는 동작 전반을 뜻합니다. 그래서 실제 딥스라는 단어가 붙은 운동은 여러 개가 있습니다. 그 중 국내에서 딥스라고 할 때는 주로 가슴운동용 딥스, 즉 '체스트 딥스'를 의미합니다. 지금부터 언급하는 딥스도 모두 체스트 딥스를 말합니다.

딥스 자체는 푸시업에서 업그레이드된, 즉 다리라는 지지점을 빼버린 운동입니다. 팔과 몸통의 각도 때문에 어깨 근육이 덜 관여하는 대신 삼두근이 매우 크게 관여합니다. 즉 체중 전체를 가슴과 삼두근이 위주가 되어 밀어 올려야 하기 때문에 난이도가 극적으로 높아집니다.

❶ 준비자세 : 딥스 바나 평행봉을 잡고 팔을 곧게 펴 몸을 공중에 띄운다. 손

잡이와 몸통 사이의 간격은 주먹 하나 들어갈 정도가 적당하다. 상체를 앞으로 기울일수록 가슴 운동이 되고, 상체를 수직으로 세울수록 삼두운동이 된다. 고개는 몸통과 일직선을 유지하며, 너무 숙이거나 쳐들거나 앞으로 쑥 잡아 빼지 않는다.

❷ 상체가 앞으로 기운 상태를 유지하면서 (숨을 들이마시며) 팔꿈치를 뒤로 밀며 천천히 내려간다. 견갑골은 으쓱거리지 말고 동작 내내 처음 위치를 유지한다.

❸ 팔꿈치가 뒤를 향해 90도까지 굽혀지고, 팔꿈치와 어깨가 같은 높이가 되

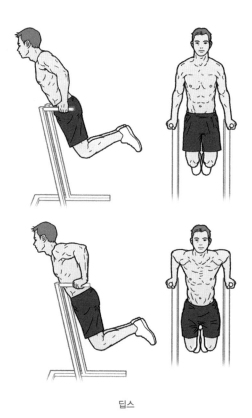

딥스

면 정지한다. 과도하게 내려가면 어깨 부상을 입기 쉽다.

❹ (숨을 내쉬며) 가슴에 힘을 주며 팔꿈치를 앞으로 내민다는 느낌으로 올라
간다. 가슴에 주력하고 싶다면 팔은 90% 정도까지만 펴 준다. 마지막에 완
전히 쭉 펴는 자세는 삼두근이 주로 관여한다.

딥스는 왜 그리 어려울까?

딥스는 턱걸이만큼이나 제대로 하는 사람이 드문 운동입니다. 일단 대
흉근이 강해야 하는 건 기본이고, 어깨와 등과 코어가 전반적으로 받
쳐줘야 자세가 나옵니다. 딥스에서 주의할 점을 알아봅니다.

체스트 딥스는 공중에 뜬 상태에서 몸을 앞으로 기울여야 하는데, 그
게 잘 안 되어 몸이 똑바로 서 버리는 경우가 있습니다. 이는 등과 허
리의 힘이 부족해서 생기는 현상인데, 상체 전반의 근력이 부족하다는
의미이니 딥스를 해선 안 됩니다. 정자세 푸시업을 연속으로 12개 이
상 할 수 있을 때 시도하기를 권합니다.

딥스는 체중이라는 기본 난이도가 있기 때문에 운동 강도를 조절하
기가 어렵습니다. 비만하거나, 어깨나 팔꿈치에 부상이 있거나, 익상견
갑(견갑골이 안정근의 약화 등으로 불안정하게 돌출된 상태)이거나, 어깨 높이가 심
하게 비뚤어진 경우 등은 딥스를 피하는 것이 좋습니다.

어깨 관절이 유난히 뻣뻣해서 팔꿈치가 뒤로 잘 안 가는 사람들이 있
습니다. 이런 분들은 팔꿈치가 뒤로 가지 않고 옆으로 벌어지기 쉬운
데, 어깨를 다치기 십상입니다. 이런 분들은 어깨의 유연성을 충분히
확보한 뒤에 딥스를 시작하거나, 푸시업을 위주로 운동합니다.

두 다리를 굽혀서 꼬아주면 흔들림이 줄어서 쉬워집니다. 하지만 좌
우 불균형한 동작이 나오기 쉽고, 허리에 통증이 생기기도 하므로 되

도록이면 꼬지 않고 연습합니다.

어깨의 견갑골을 위아래로 으쓱거려서 반동을 걸며 올라가는 분들도 많습니다. 심지어 팔은 거의 굽히지 않고 견갑골만 으쓱으쓱하며 딥스를 한다고 착각하기도 합니다. 이렇게 되면 가슴운동이 아니라 의미 없는 승모근 운동이 되어버립니다. 아직 근력이 받쳐주지 못한다는 의미이니 다음 장을 참조합니다.

안 되는 딥스 되게 하기

딥스를 제대로 못 하는 이유는 많습니다. 그 중 한동안은 해선 안 되는 사람들도 있죠. 대표적으로 비만한 경우인데, 살을 뺀 후에 시도합니다. 어깨에 문제가 있거나 유연성이 떨어진다면 문제를 치료한 후에 시도하면 됩니다. 이들과는 달리 '아직 힘이 부족해서' 못 한다면 몇 가지 방편이 있습니다.

- 밴드 걸고 하기 : 가장 흔히 쓰는 무난한 방식입니다.
- 발판 놓고 하기 : 상자나 의자, 벽 등에 발끝만 살짝 걸치고 시도하되, 익숙해지면 한쪽 발끝만 걸치고, 더 익숙해지면 발을 완전히 떼고 시도합니다.
- 머신 딥스 : 헬스장에는 무릎을 실어서 딥스를 쉽게 도와주거나 손잡이를 밑으로 밀어내리는 동작을 통해 딥스 동작과 비슷하게 구사할 수 있는 기구가 있습니다. 딥스를 못 하는 사람도 당장 비슷한 효과를 거둘 수는 있지만 상체 밸런스 훈련이 되지 않는 단점이 있습니다.
- 네거티브 딥스 : 펄쩍 뛰어 딥스 상단 자세만 잡은 뒤 천천히 속도를 조절해 내려오는 방식입니다. 이 역시 다른 방식에 비해 효과가 제한적입니다. 또한 뒤에 적겠지만, 딥스는 대개 올라갈 때가 아니라 내려올 때 부상을 입

습니다. 딥스를 못 하는 상태에서 네거티브 딥스를 하는 건 부상 위험이 더 크므로 권장하지 않습니다.

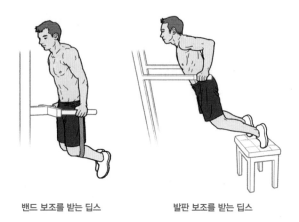

밴드 보조를 받는 딥스   발판 보조를 받는 딥스

딥스, 더 어렵게 하기

맨몸 딥스를 한 번에 12~15회 이상 할 수 있게 되어서 효율적인 운동이 안 된다면 난이도를 높이는 게 좋습니다.

헬스장 등에서는 허리에 중량을 매다는 중량 딥스를 하지만 가정에서는 배낭을 지고 할 수 있습니다. 팔 움직임에 제약이 없는 작은 배낭이 있다면 뒤가 아닌 앞쪽으로 지는 것도 좋습니다. 무게중심이 앞으로 쏠리면서 몸을 앞으로 기울이는 자세가 더 쉬워지고, 가슴에 자극을 집중하기도 유리합니다.

저항 밴드로 딥스를 쉽게 할 수도 있지만 반대로 어렵게 만들 수도 있습니다. 밴드를 기구 하부에 고정한 후 목에 걸고 실시하면 특히 상단에서 자세를 더 힘들게 만들 수 있습니다. 이 역시 무게중심을 앞으로 움직여서 몸을 기울이기 쉽게 합니다.

근력이 아주 좋고 어깨가 튼튼하다면 고정되지 않고 흔들리는 두 개

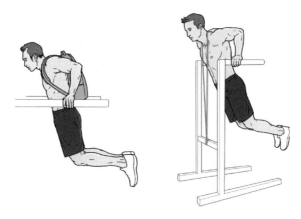

배낭과 밴드를 이용한 중량 딥스

의 링 같은 서스펜션 기구를 이용한 '링 딥스'를 실시하기도 합니다. 가슴과 함께 어깨나 등도 단련하는 좋은 운동이지만 난이도가 높은 만큼 부상 위험도 상당하기 때문에 기존의 딥스나 중량 딥스에 충분히 익숙해진 후에 하기를 권합니다.

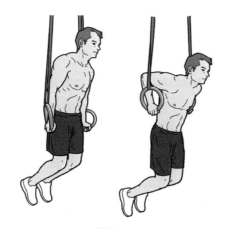

링 딥스

딥스에서는 왜 그리 많이 다칠까?

딥스는 좋아하는 분들도 많지만 한편으로는 어깨와 팔꿈치 부상이 많기로도 악명이 높습니다. 왜 그럴까요?

대부분의 운동은 올라가다가 다치지만 딥스는 내려가다가 다치는 일이 더 많습니다. 벤치프레스는 바벨이 명치까지 내려오면 끝이고, 푸시업도 가슴이 바닥에 붙으면 더는 못 내려가지만 딥스는 적절한 선에서 알아서 멈춰야 하고, 멈추는 데도 상당한 힘이 필요합니다. 그렇다 보니 '아차?' 싶은 순간 관절의 통제 범위를 벗어나 어깨를 다칩니다.

내려갈 때의 원칙은 어깨가 팔꿈치보다 더 내려가면 안 됩니다. 즉 윗팔이 수평이 되는 때에 멈춰야 한다는 의미죠. 전완은 수직을 이루어야 하므로 결과적으로 팔이 90도 접힐 때 멈춰야 합니다. 그보다 더 내려가면 다치기 쉽습니다.

딥스를 할 때 최적의 손잡이 간격은 사람마다 다릅니다. 이론적으로는 간격이 넓을수록 가슴에 자극이 실리고, 간격이 좁을수록 삼두근에 자극이 많이 갑니다. 문제는 이것도 어느 정도껏이지 범위를 벗어나면 어깨에 큰 부담이 실립니다. 특히 넓을수록 다칠 위험이 아주 높죠.

보통의 체스트 딥스에서는 몸 양옆으로 주먹 하나 들어갈 여유가 있는 손잡이면 적당한데, 몸이 아주 작은 여성이나 마른 분들에게는 운동기구에서 딥스 손잡이의 폭이 고정되어 있다면 안 맞을 수 있습니다. 이런 장비는 쓰지 마시고, 너비를 조절할 수 있는 장비를 택하는 게 좋습니다.

가슴에 힘을 주면서 자기도 모르게 턱을 앞으로 쑥 내미는 경우도 많습니다. 이때는 목 뒤가 뻣뻣해지거나 심한 경우 목을 삐끗하기도 합니다. 동작 내내 목은 몸통과 일직선으로 이어진 중립 상태를 유지해야 합니다.

삼두근을 단련하는 딥스는 어떻게 할까?

지금까지는 가슴을 타겟으로 한 '체스트 딥스' 위주로 설명했습니다. 딥스는 삼두근을 타겟으로도 실시할 수 있는데, 여기에는 체중을 온전히 다 싣는 '삼두 딥스'와 발로 체중 일부를 분산하는 '벤치 딥스'의 두 가지가 있습니다.

삼두 딥스는 기본적으로 체스트 딥스와 비슷하지만 몸을 수직으로 세우고 합니다. 양 손잡이 간격은 몸과 거의 닿을 정도로 좁게 잡습니다. 90% 정도만 올라가는 체스트 딥스와 달리, 삼두 딥스에서는 상단에서 팔꿈치 관절에 탁 걸릴 만큼 팔을 끝까지 쭉 폅니다. 삼두근을 최대한 조인 상태에서 잠시 버틴 후 내려갑니다.

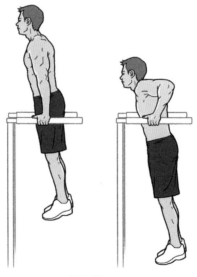

삼두 딥스

벤치 딥스는 딥스바나 평행봉 없이 의자에서도 할 수 있습니다. 삼두 딥스와 마찬가지로 몸을 수직으로 세우고, 양손 간격도 어깨너비와 같게 좁혀 잡습니다.

삼두 딥스와의 유일한 차이는 다리를 앞으로 내밀어 바닥을 디딘다
는 점입니다. 그립을 너무 좁게 잡으면 가슴 앞쪽 소흉근이나 회전근
개가 다칠 수 있으니 그립 간격에 주의합니다. 단, 어깨의 부담이 매우
큰 운동입니다. 도구가 없어서 달리 선택의 여지가 없다면 모를까, 뒤
에 나올 삼두근 고립운동으로 하는 것이 좋습니다.

벤치 딥스는 무릎을 굽힐수록 난이도가 낮아지고, 곧게 펼수록 난이
도가 높아집니다. 허벅지 위에 물건을 올리거나 다리를 높게 올리면
난이도를 높일 수 있습니다.

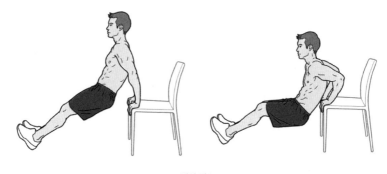

벤치 딥스

왜 일반인에겐 딥스를 주된 가슴운동으로 권하지 않을까?
딥스는 가슴 하부와 삼두근을 단련하기에 좋은 운동으로, 고중량 벤치
프레스를 들어야 하는 파워리프터, 상의를 벗고 불룩한 밑가슴을 자랑
해야 하는 보디빌더, 팔로 체중을 버텨야 하는 체조선수 등에게는 유
용한 운동입니다.

하지만 단점도 짚어봐야 합니다. 딥스는 푸시업이나 벤치프레스와
달리 가슴 상부섬유나 어깨 삼각근에는 효과가 적습니다. 이 두 근육

은 옷을 입었을 때 불룩한 어깨선과 정면에서의 상체 라인을 결정합니다. 보기 좋은 몸매를 위해 운동하는 대다수 일반인의 관점에서는 가장 중요한 부위인데, 정작 딥스에서의 효과를 보면 아쉽습니다.

그러면서도 정작 어깨 부상 위험은 큰 편인데, 이는 겉에서 보이는 삼각근이 힘을 쓰는 게 아니라 속에서 관절을 잡아주는 소위 '회전근개'라는 속근육이 부담을 떠안기 때문입니다.

정리하면, 딥스는 옷을 입었을 때 보기 좋은 몸매를 만들려고 운동하는 상당수 일반인에게는 투자 대비 효용이 적습니다. 본인이 이런 경우라면 벤치프레스나 플로어프레스, 푸시업이나 그 변형 중 하나를 주 2~3회 이상 실시하는 주된 운동으로 삼고, 딥스는 주 1~2회 안쪽으로 가끔 실시하는 보조운동으로만 권장합니다.

쉬어가기

밑에서부터 들기 vs 위에서 내렸다가 들기

우리가 무언가를 들어 올릴 때 내는 힘은 근육 자체가 능동적으로 수축하는 힘도 있지만 고무줄처럼 근육이 늘어나면서 저장된 탄력도 상당 부분 작용합니다. 그래서 근력운동에서는 '위에서 시작하느냐, 밑에서 시작하느냐'가 중량에도 상당 부분 영향을 줍니다.

예를 들어, 대부분의 스쿼트나 바벨 벤치프레스는 위에서 시작해서 일단 내려갔다가 다시 올라가는 동작입니다. 내려갈 때 근육이 늘어나면서 고무줄처럼 힘이 저장되는데, 이를 '수동장력'이라고 합니다. 그렇게 내려갔다가 다시 올라갈 때는 저장된 수동장력의 도움을 받습니다.

반면, 덤벨 벤치프레스, 플로어프레스처럼 '밑에서 시작하는' 벤치프레스 변형에서는 '첫 회에는' 수동장력이 없어 더 많은 힘이 필요할 수 있습니다.

한편 데드리프트도 바닥에 놓인 바벨을 온전히 근육 자체의 수축력만으로 들어올려야 합니다. 그런데 일단 첫 회를 완수하고 나면 2회부터는 바닥에 내려가며 근육이 늘어난 힘을 탄력으로 저장해 약간의 도움을 받을 수 있어서 쉬워지기도 합니다. 그래서 가끔은 첫 회를 가까스로 완수한 후, 두 번째는 더 쉽게 수행하는 마법(?)도 종종 일어납니다.

오버헤드 프레스

운동 성격	적합 레벨	주된 반복 수	표적 근육
복합성 운동	초급~상급	중간 반복	삼각근 / 승모근 / 삼두근 / 대흉근 상부

오버헤드 프레스Over-Head Press(OHP)는 어깨의 삼각근을 따로 단련하는 대표 종목이지만 삼각근은 대부분의 가슴운동에도 함께 쓰입니다. 따라서 운동경력 6개월 이내의 초보자로 벤치프레스나 푸시업을 충분히 한다면 당장은 어깨를 따로 운동할 필요는 없습니다.

일단 어깨운동을 시작했다면, 헬스장이거나 기구가 있는 경우 오버헤드 프레스가 1순위 어깨운동이 됩니다. 하지만 기구가 없다면 가슴운동을 최대한 실시하고, 뒤에 나올 파이크 푸시업을 더해주는 방식으로 진행합니다. 파이크 푸시업도 하기에 따라서는 웬만한 오버헤드 프레스를 능가하는 고강도 동작이 됩니다.

홈트에서는 바벨보다 덤벨을 쓰는 분들이 더 많고, 개인적으로도 오버헤드 프레스에서는 덤벨을 권장하기 때문에 여기서는 덤벨 버전의 오버헤드 프레스를 기준으로 설명합니다. 덤벨의 무게는 벤치프레스에서 쓰는 덤벨의 60% 정도가 적당하며, 잘 모르겠다면 한쪽 덤벨 무게가 본인 체중의 8~15% 정도로 시작해 봅니다.

❶ 준비자세 : 적당한 무게의 덤벨을 양옆으로 든다. 손의 간격은 어깨보다 약간 넓게, 덤벨이 양쪽 귀에서 입술 사이의 옆에 오도록 준비자세를 잡는다. 허리는 곧게 세우고, 견갑골은 동작 내내 내리거나 추켜올리지 않고 중립 위치를 유지한다.

❷ (숨을 내쉬면서) 양쪽 덤벨을 밀어 올린다. 전완에 과하게 힘을 주지 않고 팔꿈치를 올린다는 느낌으로 실시한다. 옆에서 볼 때는 수직으로, 앞에서 볼 때는 두 개의 덤벨이 삼각형을 그려 머리 위에서 가까워지도록 올린다.

❸ 팔을 완전히 쭉 펴지 않고 5%쯤 덜 편 상태까지 올린 후, 잠시 멈춘다. (숨을 들이마시면서) 올라갔던 궤적 그대로 내려가 ❶의 자세로 돌아온다.

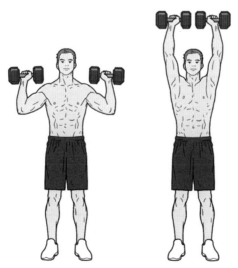

스탠딩 덤벨 오버헤드 프레스

이 운동은 서서 할 수도 있지만 고정된 의자에 앉아서 할 수도 있습니다. 의자에 앉으면 하체를 튕기는 반동을 덜 수 있어 어깨에만 집중하기는 유리합니다. 허리가 약한 분들은 등받이가 있는 의자에서 하면 허리 부담이 줄어듭니다.

바벨을 쓸까, 덤벨을 쓸까?

기구 운동에서는 안정적으로 중량을 다룰 수 있는 바벨운동을 1차로 권장합니다. 하지만 오버헤드 프레스에서는 중량 기록에 욕심이 있는 게 아니라면 덤벨이 이점이 큽니다. 오버헤드 프레스의 표적은 삼각근입니다. 바벨은 형태상 몸 앞으로 움직여야 하는데, 그렇게 되면 삼각근의 앞면과 흉근 상부를 많이 쓰기 때문이죠.

문제는 많은 일반인들이 이 운동을 하는 목적이 '각지고 볼록한 어깨'라는 점입니다. 그러려면 삼각근의 측면과 후면 섬유를 단련해야 하는데, 핀트가 어긋났죠. 양손의 간격도 고정되어 있어서 삼각근을 최대한 수축시키기도 어렵습니다.

이에 비해 덤벨은 머리 옆으로 움직여서 직접 측면 삼각근을 단련할 수 있습니다. 한편 위로 올리며 양손의 간격을 가깝게 붙여서 삼각근을 최대한 수축시킬 수 있습니다.

또한 덤벨의 경우는 한쪽을 먼저 수행한 뒤, 나머지 반대편을 수행하는 유니래터럴 방식으로 좀더 집중력 높은 트레이닝을 수행하기에 유리합니다.

오버헤드 프레스에서 흔한 실수

덤벨을 최대한 올리겠다는 욕심에 어깨를 위로 추켜올리는 동작이 자주 나옵니다. 이는 목표인 삼각근의 자극을 빼앗아 승모근과 삼두근에 나눠주는 결과가 되므로 피합니다.

허리를 뒤로 젖혀서도 안 됩니다. 본인이 감당할 수 있는 무게보다 과도한 무게를 다룰 때 흔히 나오는 자세이며 허리에 매우 좋지 않습니다. 고치려 해도 자꾸 몸이 젖혀진다면 중량을 줄입니다.

손목을 뒤로 꺾어서 잡는 사람들이 많습니다. 앞서 벤치프레스의 바벨 잡는 법에서 설명했듯이, 손잡이가 손바닥에서 대각선이 되도록 잡아야 합니다.

평소 어깨가 약하다면 뉴트럴그립이나 ㅅ자 형태의 반 뉴트럴그립으로 실시하면 어깨 부담을 덜 수 있습니다.

바벨이나 덤벨 같은 장비가 없다면 물을 가득 채운 주전자, 손잡이가 있는 물통, 물건을 채운 배낭, 캐리어 등을 활용하면 됩니다. 양쪽을 꼭 동시에 할 필요는 없고 한쪽씩 해도 되니 이런 물품을 한 손에 들고 번갈아 하면 됩니다.

운동능력이 좋아서 아주 무거운 덤벨을 쓰는 분들의 경우, 덤벨을 어깨까지 올리기가 버거울 수 있습니다. 이때는 벤치나 의자에 앉아 무릎 위에 기구를 올린 후, 무릎으로 튕겨 올려서 어깨에 걸칩니다.

파이크 푸시업 ▬▬▬▬▬▬▬▬

운동 성격	적합 레벨	주된 반복 수	표적 근육
복합성 운동	초급~상급	중간 반복	삼각근 / 승모근 / 삼두근 / 광배근

도구 없이 할 수 있는 어깨운동의 대표 종목은 파이크 푸시업입니다. 이름은 푸시업이지만 성격은 물구나무서기의 부분 동작과 같습니다. 그래서 '핸드스탠드(물구나무) 푸시업'이라고도 하지만 물구나무서기를 못 해도 할 수 있죠. '푸시업'이라는 단어만으로 과소평가하지는 마세요. 완벽한 물구나무 푸시업의 경지까지 가면 웬만한 오버헤드 프레스를 '찜쪄먹는' 극강의 어깨운동이 됩니다. 아래는 파이크 푸시업의 쉬운 버전의 자세입니다.

❶ 준비자세 : 허리를 숙이고 팔을 곧게 뻗어 어깨너비로 바닥을 짚는다. 푸시업바를 사용하면 좋다. 몸이 ∧자가 되도록 허리와 무릎은 곧게 펴고, 발끝을 세워 까치발을 한다. 견갑은 동작 내내 중립으로 고정한다.

❷ (숨을 들이마시며) 팔꿈치를 몸 옆으로 당기며 상체와 같은 각도를 따라 바닥으로 천천히 내려간다. 바닥에 머리가 닿을 때까지 내려간다. 팔꿈치가 옆으로 벌어지지 않도록 주의한다.

❸ 일단 머리가 닿으면 (숨을 내쉬면서) 팔꿈치를 밀어내며 내려갔던 각도 그대로 ❶의 자세로 다시 올라간다.

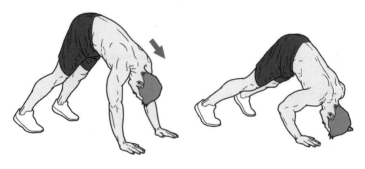

파이크 푸시업

파이크 푸시업의 운동역학적인 특징

파이크 푸시업은 어깨와 동시에 등도 단련합니다. 또한 동작 내내 몸통을 고정해서 유지해야 하기 때문에 코어 단련도 겸할 수 있습니다.

이론적으로는 체중의 절반 이상의 무게로 오버헤드 프레스를 하는 것과 마찬가지입니다. 하지만 실제로는 머리 때문에 가동 범위가 제한되는 데에다 상체 각도에 따라서도 실제 어깨에 실리는 무게가 달라집니다. 이 말은 자세에 따라 난이도를 조절할 수 있다는 의미도 되죠.

정자세가 힘들다면 무릎을 약간 굽히면 난이도를 낮출 수 있습니다. 다만 이때는 굽힌 정도를 처음부터 끝까지 유지해야 합니다. 동작 도중 무릎을 폈다 굽혔다 하면 어깨 힘이 아니라 하체의 도움을 받아 동작하는 '치팅'이 됩니다.

몸을 많이 접고, 무릎을 곧게 펼수록 상체의 각도가 수직에 가까워지므로 더 난이도 높은 동작이 됩니다. 고관절의 유연성이 부족해 몸을 많이 접기가 어렵다면 발을 물체 위에 올려놓으면 몸을 과하게 접지

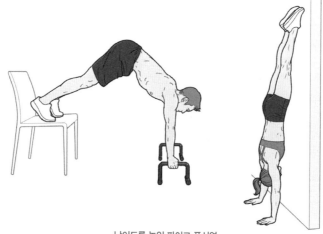

난이도를 높인 파이크 푸시업

않고도 상체 각도가 가팔라지면서 난이도를 높일 수 있습니다.

근력이 아주 우수하고 코어의 힘과 균형감이 좋다면 상체를 거꾸로 세워 벽에 기대어 서서 물구나무 푸시업으로 할 수 있습니다.

푸시업바나 패럴렛 사용을 권장합니다. 손목도 보호되고, 푸시업바 높이만큼 가동 범위도 늘어나 운동 강도도 높일 수 있습니다. 그림처럼 푸시업바를 세로 방향으로 나란히 놓고 뉴트럴그립으로 실시하면 어깨 부담도 덜 수 있습니다.

파이크 푸시업에서 흔한 실수

파이크 푸시업에서는 올라올 때 주로 실수를 합니다. 내려갈 때의 궤적 그대로, 상체의 각도를 따라 엉덩이 쪽으로 비스듬히 밀어야 어깨 운동이 되는데 '푸시업 하듯' 가슴 근육으로 밀어서 수직으로 올라가 버리는 것이죠. 이렇게 되면 어깨운동이 아니라 어설픈 푸시업으로 가슴운동 비슷하게 되어버립니다.

내려갈 때의 실수도 있습니다. 팔꿈치를 몸 옆쪽으로 붙이며 내려가지 않고 닭 날개처럼 옆으로 쩍 벌려 내려가선 안 됩니다. 운동 효과도 깎아 먹을뿐더러 어깨와 손목의 안전에도 매우 나쁜 동작이 됩니다.

가동 범위를 늘리겠다고 고개를 뒤로 젖혀선 안 됩니다. 목과 승모근에 쓸데없는 압박을 주게 됩니다. 가동 범위를 늘리고 싶다면 푸시업 바를 쓰거나 책 등의 물체를 양손 밑에 놓고 합니다.

견갑골은 동작 내내 머리 쪽으로 추켜올리지도, 허리 쪽으로 끌어내리지도 않은 중립에 유지합니다. 견갑골을 과도하게 밑으로 잡아내리거나, 위로 추켜올리는 동작 모두 어깨의 안전을 위협하거나 운동 효과를 깎아 먹습니다.

숄더 레이즈

운동 성격	적합 레벨	주된 반복 수	표적 근육
고립운동	중급~상급	고반복	삼각근

지금까지 언급한 가슴과 어깨운동은 여러 근육과 관절, 기능을 사용하는 '복합성 운동'입니다. 어깨의 삼각근은 미용적인 면에서 중요하다 보니 '삼각근만' 집중 단련할 방법을 찾는 사람도 있습니다. 하지만 운동을 시작하고 6개월~1년 정도의 초보 단계에서는 앞서 언급한 복합성 운동만으로도 충분히 단련되기 때문에 그쪽에 집중하는 것이 좋습니다. 이때는 복합운동만 다 소화하기도 버거워서 자잘한 운동에 집중할 여유가 없습니다.

그 단계를 지나고, 다시 봐도 어깨가 다른 곳보다 심하게 부족한 듯싶을 때 비로소 선택에 따라 삼각근을 강조하는 레이즈 운동을 시작합니다. 삼각근이 크게 전면, 측면, 후면의 세 개 부위로 나뉘어 있다 보니 레이즈도 크게 세 가지가 있죠.

- 팔을 앞으로 올리는 프론트 레이즈 – 전면
- 팔을 옆으로 올리는 사이드 래터럴 레이즈 – 측면
- 허리를 굽히고 등 쪽으로 올리는 벤트오버 래터럴 레이즈 – 후면

삼각근의 세 부위 중 전면은 앞서 다른 운동으로도 혹사당하는 처지이다 보니 프론트 레이즈는 할 필요가 없습니다. 그 시간을 사이드와 벤트오버 래터럴 레이즈에 투자합니다. 아래는 레이즈 운동의 기본인 사

이드 래터럴 레이즈입니다. 워낙 이름이 길다 보니 커뮤니티 등에서는 '사래레'라 부르기도 합니다.

❶ 준비자세 : 덤벨 혹은 그에 상당하는 무게를 뉴트럴그립으로 잡는다. 견갑골은 밑으로 내려 고정한다. (어깨 관절에 문제가 있는 사람은 손바닥이 앞쪽을 보는 방식으로 잡아도 된다.) 몸을 앞으로 10도 정도 기울이면 삼각근 측면에 집중하기 좋다.

❷ 팔꿈치를 편 상태로 손을 옆으로 천천히 들어올린다. 손에서는 최대한 힘을 빼고, 무게를 팔꿈치에 얹어서 올린다는 느낌으로 수행한다. 팔을 올릴수록 모멘트가 커지므로 무의식중에 팔꿈치가 굽거나 반동을 주기 쉬우니 조심한다. 팔꿈치가 어깨 높이가 되면 정지해서 잠시 버틴다.

❸ 올릴 때보다 천천히 내려주되, 팔을 완전히 축 늘어뜨리지 말고 약간 덜 내린 상태에서 중단해 근육의 긴장을 유지한다. 그 상태에서 ❷로 돌아간다.

집에서는 레이즈를 어떻게 할까?

레이즈는 무겁고 복잡한 기구 없이 적은 중량으로도 근육을 자극할 수 있어서 홈트로도 쉽게 할 수 있습니다.

그래서인지 각종 매체에 조그만 생수병을 들고 시범을 보이는 장면이 자주 나오는데, 레이즈가 아무리 낮은 중량을 쓰고 집중이 중요한 종목이라 해도 고작 $500ml$ 생수병으로는 근력이 아주아주 약한 여성 왕초보라면 몰라도 제대로 운동이 되기 어렵습니다. 헬스장에서 이 종목 초보자에게 쥐여주는 덤벨 무게는 대개 1~3kg짜리인데, $1l$짜리 생수병은 한 손에 잡히지도 않습니다.

게다가 생수병처럼 굵직한 것을 손에 쥐면 어깨보다는 전완에 힘이 쏠려 집중하기가 더더욱 어렵습니다. 레이즈에서는 다른 종목보다 절반 이하의 가벼운 무게를 쓰고, 무게 상승도 더디기 때문에 덤벨을 한 세트쯤 마련하는 것도 좋습니다. 경량 덤벨은 가격도 매우 쌉니다.

이런저런 이유로 덤벨을 구매하기 어렵다면 두툼한 하드커버 책, 손잡이가 있는 세제통이나 2.3ℓ 우유통 등에 물을 채워서 하는 편이 낫습니다. 책은 모멘트암이 길어지는 효과가 있어 실제 무게보다도 강한 운동이 됩니다.

사실 레이즈는 덤벨이나 바벨보다는 케이블이나 머신이 더 유리한, 몇 안 되는 운동 중 하나입니다. 집에 문틀 철봉이나 치닝디핑이 있다면 최근에는 그런 기구에 걸어 쓸 수 있는 저렴한 가정용 케이블 운동 기구들을 판매하고 있으니 장기적으로는 기구를 마련하는 것도 좋은 방법입니다.

또한 초보자일수록 양손을 동시에 운동하기보다는 다소 시간이 걸리더라도 오른팔 왼팔을 따로 운동하는 방식이 반동이 적고 목표 근육에 집중하기에 유리합니다.

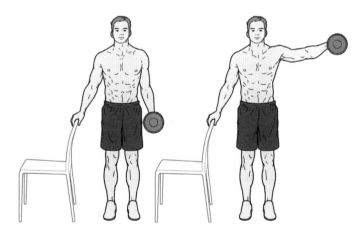

한 손 사이드 래터럴 레이즈

레이즈의 운동역학적인 특징

레이즈 운동은 지금까지의 다른 운동들과 달리 '모멘트성' 운동입니다. 중심축으로부터 수평 방향으로 멀어질수록 거리의 제곱만큼 난이도가 높아지죠.

쉽게 말해, 똑같은 중량의 덤벨을 손에 들어도 팔을 완전히 쭉 뻗어서 덤벨이 몸에서 멀어지면 무지하게 힘들고, 반대로 팔을 약간 굽혀 덤벨이 몸에 가까워질수록 쉬워집니다. 즉 무게만으로는 운동 강도를 말하기가 어렵고, 얼마나 정자세대로 수행하느냐가 실질적인 운동 강도가 됩니다.

이 말은 덤벨을 바닥으로 축 늘어뜨리면 자극이 0이 된다는 의미도 되죠. 그때는 근육도 긴장이 풀어지므로 약 80%쯤만 내리고 정지했다가 다시 올리는 게 더 강한 운동이 됩니다.

또한 상단에서도 팔이 수평이 되는 위치가 가장 힘이 많이 들고, 그보다 위로 더 쳐들면 덜 힘들어집니다. 관절에서도 마찰과 부상이 일어나는 나쁜 포지션이 됩니다. 그래서 팔은 딱 수평까지만 올리고 그 이상은 올려선 안 됩니다.

레이즈에서 흔한 실수

레이즈는 모멘트암을 사용하는 삼각근의 고립운동입니다. 다른 근육이 관여하는 것을 최소화하고 오직 삼각근만 자극해야 하기 때문에 매우 엄격한 자세를 지켜야 하죠. 그런 만큼 실수도 많습니다.

- 어깨 전체를 으쓱거리면서 들어올리기
- 상체를 앞뒤로 까딱거리며 반동을 주어 올리기

- 팔을 잔뜩 굽혀서 강도가 낮아지게 하기(모멘트암 줄이기)

이런 문제의 대부분은 본인의 능력보다 과하게 무거운 중량을 쓰다가 벌어지는 치팅입니다. 따라서 치팅을 하지 않고도 정자세로 10~15회를 할 수 있는 적절한 중량을 찾는 게 핵심입니다. 치팅을 예방하려면 노력과 연습도 중요하지만 약간의 팁도 도움이 될 수 있습니다.

- 등받이가 있는 의자에 앉아 등판에 등을 대고 실시하기
- 벽에 등을 대고 하기
- 벽을 마주보고 서서 이마를 벽에 대고 하기
- (벤트오버 래터럴 레이즈의 경우) 몸을 숙여 이마를 의자나 선반 등에 대고 몸을 고정하기

후면삼각근을 위한 운동, 벤트오버 래터럴 레이즈

후면삼각근을 위한 레이즈 운동도 있습니다. 몸을 90도로 숙여서 ㄱ자로 만들고 팔을 위로 들어올려 하는 벤트오버 래터럴 레이즈죠. 일부에서는 '벤래레'라도고 합니다.

후면삼각근은 삼각근이라는 패밀리에 속하지만 몸 뒤쪽에 있는 만큼 '미는 동작'만이 아니라 '뒤로 당기는 운동'에도 관여하는, 다소 왕따 부위입니다. 팔을 뒤로 당긴다는 면에서는 등 근육과 기능적으로 유사해서 등운동에서도 단련됩니다. 또한 삼두근의 장두도 팔을 뒤로 당기는 기능에 함께 등장하죠. 그래서 벤트오버 래터럴 레이즈를 처음 하는 분들은 어깨뿐 아니라 등 근육이나 삼두근에 뜬금없이 알이 뱄다고 의아해 하기도 합니다.

운동을 제대로 해서 몸의 균형이 좋은 분들이 대개 가슴보다 등 근육이 좋은데, 등은 평소에는 옷에 가려져 안 보이기 때문에 '후면삼각근만 봐도 제대로 만든 몸인지 안다'는 이야기가 있죠. 실제로도 후면삼각근은 어깨를 곧게 펴주는 역할도 하기 때문에 가슴이 앞으로 움츠러들지 않고 밸런스가 좋아 보이게 하는 미용적인 기능도 있습니다.

벤트오버 래터럴 레이즈도 몸을 숙인다는 면만 다를 뿐 사이드 래터럴 레이즈와 기본은 같습니다. 다만 허리를 숙인 상태로 장시간 하기 힘든 경우가 많습니다. 때문에 팔걸이가 없는 의자나 상자 등에 앉아서 몸을 숙이고 하는 편이 허리에도 부담이 적고 쓸데없는 반동을 줄일 수 있습니다.

❶ 준비자세1 : 다리를 모으고 자리에 앉아 덤벨 혹은 그에 상당하는 책이나 물통 등을 뉴트럴그립이나 오버그립으로 잡는다. 견갑골은 밑으로 내려 고정한다.

❷ 준비자세2 : 상체가 수평에 가깝도록 숙인 후, 팔을 수직보다 약간 덜 늘어뜨린다. 완전히 축 늘어뜨리면 긴장이 풀리게 된다.

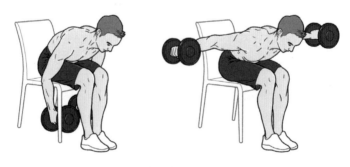

시티드 벤트오버 래터럴 레이즈

❸ 덤벨을 옆으로 천천히 들어올린다. 손에서는 힘을 빼고 팔꿈치를 올린다는 느낌으로 한다. 팔꿈치를 많이 굽히거나 견갑골을 뒤로 젖히는 반동으로 들지 않도록 주의한다. 팔꿈치와 견갑골이 수평을 이루면 정지하고 1초 이내로 잠시 버틴다.

❹ 올릴 때보다 천천히 내려주되, 팔을 완전히 축 늘어뜨리지 말고 덜 내린 상태에서 중단해 근육의 긴장을 유지한다. 그 상태에서 ❸을 반복한다.

삼두근 고립운동

운동 성격	적합 레벨	주된 반복 수	표적 근육
고립운동	중급~상급	8~12회	상완 삼두근

앞서 언급한 대부분의 가슴운동, 어깨운동은 삼두근, 즉 팔의 뒷면도 함께 단련합니다. 초보 단계에서는 굳이 삼두근을 따로 훈련할 필요는 없지만 운동 경력이 길어지고 삼두근 발달이 유독 처진다고 판단된다면 따로 삼두근을 위한 운동을 실시할 수 있습니다. 맨몸으로 할 수 있

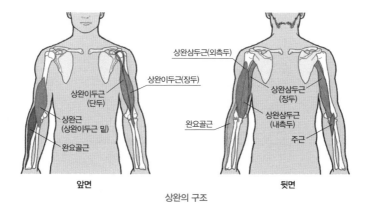

앞면   뒷면

상완의 구조

는 삼두운동은 앞서 삼두 딥스와 벤치 딥스를 다루었고, 이외에 '오직 삼두근만을 위한' 기구 운동이 있습니다.

삼두근은 겨드랑이에 가까운 팔 안쪽의 장두, 중간의 내측두, 제일 바깥쪽의 외측두로 나뉩니다. 기본적인 기능은 팔꿈치 관절을 펴는 것이죠. 이때 팔꿈치를 어디에 두고 펴느냐에 따라 관여하는 삼두근의 비율에 약간의 차이가 생깁니다.

안쪽의 장두는 견갑골과 연결되어 있어 팔을 머리 위로 쳐들면 길게 늘어나면서 더 큰 자극을 받습니다. 반대로 팔을 밑으로 내리면 장두가 움츠러들고 그 바깥쪽의 외측두와 단두가 집중적으로 단련되죠. 정리하자면 이렇습니다.

삼두 익스텐션처럼 팔꿈치를 머리 위로 쳐들고 실시하는 폄운동은 팔 안쪽을 더 강하게 자극합니다. 삼두 익스텐션은 덤벨이나 바벨로도 할 수 있지만 물건을 가득 넣은 배낭도 삼두근을 단련하기에 좋습니다.

이때 하단에서 팔꿈치가 90도 이상 굽도록 최대한 내리고, 팔꿈치는 양 옆으로 쩍 벌어지지 않고 앞을 향하도록 자세를 잡습니다.

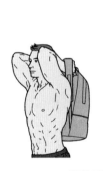
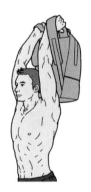

배낭을 이용한 삼두 익스텐션

삼두 킥백처럼 팔꿈치를 옆구리에 붙이고 하는 폄운동은 팔 바깥쪽 외측두에 더 큰 자극을 줍니다.

덤벨 킥백은 팔꿈치를 움직이지 않고 고정해야 하고, 몸을 옆으로 비틀거나 반동을 쓰지 않는 것이 핵심입니다. 서서 몸을 숙이고 양손으로 할 수는 있지만 허리가 안정되지 않고 반동을 쓰기 쉬우므로 시간이 조금 더 걸리더라도 한 손씩 번갈아 하는 것을 권장합니다. 바닥에 꿇어앉으면 하체의 반동도 줄일 수 있습니다.

무게가 과도해지면 반동을 쓰거나 등이 개입하기 쉬우므로 낮은 중량으로 12~15회 이상 많은 횟수를 반복합니다.

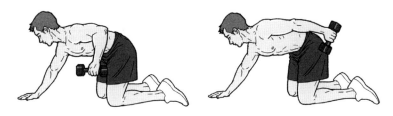

덤벨을 이용한 닐링 삼두 킥백

팔꿈치를 가슴 앞으로 내밀고 하는 폄운동은 삼두근 전반을 단련합니다. 헬스장에서 이런 동작은 프레스다운이라는 케이블 운동으로 실시

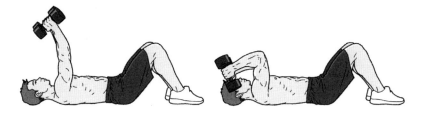

덤벨 스컬크러셔

하는데, 집에서 한다면 바닥에 드러누워 하는 스컬크러셔(라잉 삼두 익스텐션) 방식으로 하게 됩니다.

위의 원리만 알면 어느 삼두운동이건 같은 룰에 따라 할 수 있습니다. 삼두근뿐 아니라 뒤에 나올 이두근 운동에도 해당되는 중요한 원칙은 '팔꿈치 위치는 운동 내내 최대한 고정한다'입니다. 주로 본인이 감당 못 할 과도한 무게를 쓸 때 팔꿈치를 앞뒤로 움직이게 되는데, 정작 표적 근육은 자극되지 않고 엉뚱한 어깨나 주변 근육이 관여합니다.

02
등과 이두근

상체의 앞면을 살펴봤으니 상체의 뒷면을 알아봅니다. 운동을 시작하는 분들이 처음에 집중하는 부위는 제각각이지만 여성은 엉덩이와 하체, 남성은 어깨와 가슴에 주력하는 경우가 많죠. 그 과정에서 억울하게(?) 외면당하는 부위가 바로 등과 허리입니다.

하지만 이건 명백히 잘못된 선택입니다. 상체의 실루엣을 결정하는 결정적인 부위가 바로 등입니다. 등은 반대편의 가슴보다 훨씬 복잡하고 많은 근육들이 조합을 이루고 있죠.

등 근육 중 대표적인 근육들은 위쪽의 승모근과 그 한 켜 밑의 능형근, 등 중앙과 하부의 광배근입니다. 등 위쪽 근육들은 견갑골(날개뼈)을

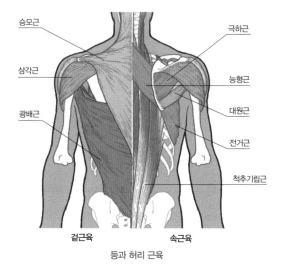

승모근
삼각근
광배근

극하근
능형근
대원근
전거근
척추기립근

겉근육　　　　속근육

등과 허리 근육

잡아주는 것이 주 역할이고, 광배근은 팔을 앞에서 뒤로 잡아당기는 역할을 하죠. 이 외에도 대원근, 극하근 등의 작은 근육들이 보조를 이루고 있습니다.

개인적으로는 '등은 도화지이고, 가슴과 어깨는 그 위에 그려진 그림'이라고 표현하곤 합니다. 남성들이 어깨에 주력하는 이유는 널찍하게 벌어진 어깨선과 역삼각형 몸매를 위해서인데, 어깨의 폭을 결정하는 건 바로 등 상부 근육이죠. 역삼각형의 윤곽도 등 중앙의 광배근에 따라 만들어집니다. 즉 어깨를 키우려면 등부터 키워야 합니다.

게다가 남녀 모두 어깨가 좁으면, 즉 등이 덜 발달할수록 머리와 얼굴이 실제보다 큰 '얼큰이'로 보입니다. 성형수술이라도 하지 않는 한 실제 얼굴 크기를 줄일 수는 없지만, 어깨를 키우면 실질적으로 얼굴이 작아 보이는 효과를 냅니다.

등 근육은 팔과 어깨를 당기는 근육들로 끝나지 않습니다. 등에서도 제일 안쪽에는 허리를 지지하는 중요한 속근육들이 척추를 따라 배치되어 있습니다. 이 중 척추 주변을 흔히 허리라고 부르고, 몸의 중심부 전체를 통틀어 '코어'라는 더 넓은 개념으로 잡기도 합니다. 코어 운동은 다음에 별도로 다룹니다.

상체의 큰 틀을 잡는 만큼 등은 가슴보다 많은 운동량과 시간을 투자해야 합니다. 등운동들 중 집에서도 효율적으로 할 수 있는 운동들은 아래와 같습니다.

- 중량을 앞에서 당기는 운동 – 각종 로우 운동(인버티드 로우, 원암 로우 등)
- 내 몸을 위로 당겨 올리는(중량을 밑으로 당기는) 운동 – 턱걸이
- 데드리프트 계열

● 팔을 편 상태로 밑으로 당겨 내리는 운동 – 플로어 풀다운

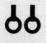

권장하는 구성

등은 다양한 방향으로 작동하는 근육들의 복합체이기 때문에 운동 방향별로 따로 구성해야 합니다.

'위에서 당기는 운동'으로 턱걸이나 그 변형 운동을 주당 2세션 이상, 매 세션마다 4세트 이상 실시합니다.

'앞에서 당기는 운동'으로는 로우나 그 변형 운동 혹은 플로어 풀다운을 주당 2세션 이상, 매 세션마다 4세트 이상 실시합니다.

기구를 갖추었다면 데드리프트 계열 운동을 주당 1세션 이상, 매 세션마다 3세트 이상 실시합니다. 기구가 없는 맨몸운동의 경우는 뒤에 나올 코어 운동을 그만큼 강화합니다.

위나 앞에서 당기는 등운동은 팔 앞면인 이두근도 동시에 단련합니다. 초보자의 경우 이런 운동을 높은 강도로 하는 편이 컬처럼 '팔만 단련하는 운동'보다 실질적인 강도는 더 높습니다. 따라서 초반에는 등운동만 주력합니다.

별도의 팔 운동은 등운동을 최소 6개월 이상 실시한 후, 다른 부위 대비 발달이 부족하다면 선택적으로 추가합니다.

턱걸이

운동 성격	적합 레벨	주된 반복 수	표적 근육
복합성 운동	중급~상급	중간 반복	등 전체 / 이두근

턱걸이는 맨몸으로 할 수 있는 상체운동에서 단연 최고봉이라고 할 수

있습니다. 등 전체와 이두근을 단련하고, 위 가슴과 코어도 어느 정도 단련됩니다. 상체 앞면과 삼두근을 단련하는 푸시업, 딥스와 완벽한 짝 꿍이 되는 운동이죠. 등 상부와 겨드랑이 뒤쪽에 특히 강한 운동이 되 므로 넓게 벌어진 어깨를 가지려면 1순위 운동이기도 합니다.

다만 최소한 문틀철봉이나 치닝디핑 정도의 장비는 갖춰야 합니다. 가까운 거리의 학교나 공원 등에 철봉이 있어도 할 수는 있겠지만 번 거로움을 감수해야죠.

턱걸이에는 오버그립의 '풀업'과 언더그립의 '친업'이 있는데, 업계 에서 관용적으로 쓰이는 구분일 뿐 지역에 따라, 학자에 따라 둘을 혼 용해서 표현하기도 합니다. 아래 설명은 오버그립의 '풀업'을 기준으 로 합니다.

❶ 준비자세 : 어깨보다 약간 넓은 오버그립으로 봉에 매달린다. 가슴을 내밀 고 고개는 살짝 위를 올려보면 몸이 조금 뒤로 기운다. 양쪽 팔꿈치는 외측 에서 약간 앞쪽을 향한다.

❷ 팔꿈치를 옆구리로 당긴다는 느낌으로, 몸을 끌어올린다. 다리를 흔들거나 도움닫기를 해서 반동을 쓰는 소위 '배치기'는 금물이다. 가슴은 내민 상태 를 유지하며, 앞으로 움츠리지 않는다.

❸ 바가 턱에 닿도록 올라가면 1회가 완수된다. 광배근을 더 자극하고 싶다 면 바가 가슴에 닿을 때까지 올라갈 수 있지만 필수는 아니다.

❹ 올라갈 때보다 느린 속도로 내려온다. ❶의 자세로 잠시 정지해 한 숨 쉬 고 ❷를 반복한다. 내려가는 반동으로 튕겨 올라가는 자세는 어깨에 치명적 이므로 절대 하지 않는다.

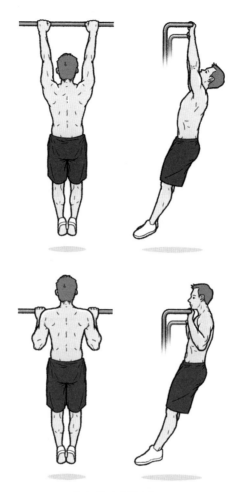

오버그립 턱걸이(풀업)

악력 때문에 턱걸이 자체가 안 된다면 일단은 악력을 보조해 주는 스
트랩을 써도 되지만 장기적으로는 스트랩 없이 실시해 악력을 길러야
합니다. 공원을 지나다가 철봉을 발견하고 '너 턱걸이 몇 개 해?'라고
묻는 친구에게 '미안, 스트랩 없어서 한 개도 못 해.'라고 대답할 수는
없으니까요.

턱걸이 강도 조절하기

턱걸이는 매우 좋은 운동이지만 치명적인 문제가 있습니다. 아예 한 개도 못 하는 사람이 너무 많다는 것이죠. 여성은 운동 좀 했다는 사람들 중에도 정자세로 할 수 있는 사람은 드물고, 남성도 비만이나 근력 부족 등의 이유로 성인의 절반이 한 개도 못 한다는 통계가 있습니다.

턱걸이도 앞서 여러 맨몸 근력운동들처럼 체중과 팔다리의 길이가 운동 강도의 하한선을 결정하는 문턱이 됩니다. 마르고 키가 작은 사람은 비교적 쉽고, 뚱뚱하거나 키가 큰 사람은 훨씬 불리합니다.

턱걸이를 한 개도 못 한다면 홈트에선 아래와 같은 대책들이 유용합니다.

- 가장 비슷한 인버티드 로우로 기초 근력을 먼저 기른다.
- 오버그립의 풀업만 고집하지 않고 조금 난이도가 낮은 언더그립이나 뉴트럴그립으로 도전한다.
- 보조자가 있다면 도움을 받는다. 보통은 발을 잡아준다.
- 보조자가 없다면 의자나 체중을 받칠 수 있는 상자 등을 뒤에 놓은 후 발끝이나 발등을 걸치면 비교적 쉽게 할 수 있다. 그 외에 탄력밴드에 무릎이나 발을 걸고 할 수도 있다.
- 가슴을 내밀고 위를 올려보는 '준비자세'로 봉에 최대한 오래 매달려 있는 훈련을 병행한다. 버티기만 해도 기초 근력은 기를 수 있다.
- 의자를 이용하거나 뛰어서 상단으로 올라간 후, 최대한 천천히 내려가는 '네거티브 턱걸이'를 실시한다.
- 한 번이라도 되기 시작하면 한 번 하고 나서 바닥을 디뎠다가 다시 시도하는 방식으로 최대한 여러 번 해본다. 매달린 상태로 연속 수행하는 건 나중

문제이다.

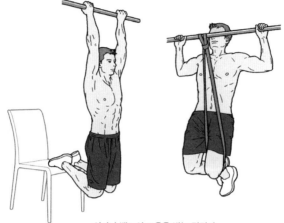

의자나 밴드의 도움을 받는 턱걸이

턱걸이 한 개조차 힘든 사람도 있지만, 반대로 할 수 있는 횟수가 너무 많아 운동 효율이 떨어지는 사람도 있습니다. 이때는 턱걸이를 더 어렵게 만들어 횟수를 줄여주는 편이 좋죠.

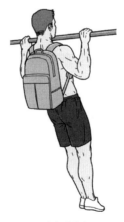

배낭 턱걸이

이때는 흔히 허리에 매다는 중량 벨트를 이용하는데, 홈트로 한다면 배낭을 질 수도 있고, 벨트색에 참치캔 등을 가득 넣어 무겁게 만들어서 차고 해도 됩니다. 무게중심이 뒤로 가도록 몸 뒤쪽에 매달아야 몸통이 자연스럽게 뒤로 기울면서 등에 자극을 주기에 유리한 자세가 나옵니다.

턱걸이에서 왜 어깨를 다칠까?(Feat. 숄더패킹)

턱걸이에서 의외로 많은 사람들이 어깨를 다칩니다. 상당수는 어깨 관절을 탄탄하게 조인 상태를 유지하지 못하고 '느슨하게 풀어지기' 때문에 발생하죠.

팔뼈는 필요에 따라 어깨 관절에서 살짝 느슨하게 풀릴 수 있습니다. 이는 팔이 최대한 자유롭게 움직이기 위해 진화한 결과인데, 이렇게 느슨해진 상태에서 큰 힘이 실리면 다친다는 게 문제죠. '숄더패킹'은 어깨 관절이 느슨해지지 않도록 팔뼈를 어깨 관절에 꽉 박아 넣은 상태를 말하며, 턱걸이에서는 동작 내내 지켜야 합니다.

일부에서는 숄더패킹을 '견갑골을 뒤로 당기고, 밑으로 내리는' 소위 '견갑골 후인-하강'으로 설명하기도 하는데, 이는 오해를 불러오기 쉽습니다. 턱걸이에서 견갑골을 뒤로 당겨(후인) 가슴을 앞으로 내미는 건 맞지만 견갑골을 밑으로 끌어내리는 동작인 '하강'은 도리어 어깨 부상을 불러올 수 있습니다. 견갑골을 내리면 어깨 관절이 견고하게 고정되는 대신 어깨관절에서 위쪽으로의 움직임이 제약을 받습니다. 그 상태에서 턱걸이나 오버헤드 프레스처럼 팔을 위로 쳐들면 관절과 회전근개의 힘줄이 마찰되면서 손상되기 쉽습니다. 특히 좁은 그립일수록 팔이 수직에 가깝게 올라가므로 더 위험합니다. 회전근개 손상은 턱걸이의 어깨 부상 대부분을 차지하는 단골 악당입니다.

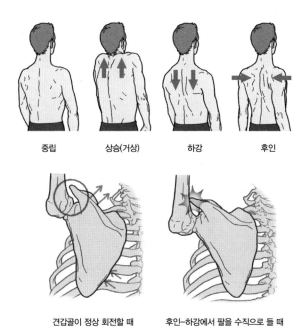

| 중립 | 상승(거상) | 하강 | 후인 |

견갑골이 정상 회전할 때　　　후인-하강에서 팔을 수직으로 들 때

견갑골의 위치와 어깨 손상

정말로 견갑골을 후인 하강해 턱걸이를 하려면 그에 맞는 자세가 따로 있습니다.

- 그립을 어깨보다 넓게 잡고 상체를 뒤로 젖혀서 하는 방법
- 그립을 아주 넓게 잡고 조금씩만 오르내리는, 언뜻 보면 '깔짝대는' 턱걸이

이 둘에 해당하지 않고, 전체 범위를 수직으로 오르내리는 FM 턱걸이라면 견갑골은 하방에 고정되지 않고 위아래를 오가며 적절히 회전하는 게 정상입니다.

견갑골의 움직임이 잘 제어되지 않는다면 견갑골 풀업(Scapular Pull-ups)을 보조운동으로 실시하기도 합니다. 그립을 어깨보다 조금 넓게 잡고, 몸을 약간 뒤로 젖힌 상태로 매달려 견갑골을 뒤쪽 아래로 당겼다가 다시 풀어주는 동작입니다. 견갑골 주변을 강화하고 악력을 기르는 효과도 있습니다.

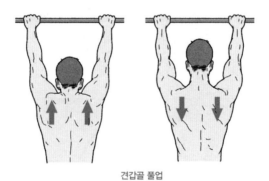

견갑골 풀업

봉을 잡는 법과 그립 간격

턱걸이는 크게 보아 오버그립의 풀업, 언더그립의 친업 그리고 뉴트럴그립의 세 가지가 있습니다. 기본적인 차이는 그리 크지 않습니다. 풀업으로 10개 이상 연속으로 할 수 있는 숙련자 단계 이전까지는 그저 '잘 되는 걸로 하자'가 가장 현실적인 대답입니다.

턱걸이가 아예 안 된다면 상대적으로 난이도가 낮은 친업이나 뉴트럴그립으로 연습해 몇 번 가능해지면 풀업으로 넘어오는 단계를 거치면 됩니다.

오버그립의 풀업은 턱걸이의 기본이 되고, 등의 상부와 하부 전반을 두루 단련할 수 있습니다. 어깨를 넓히고 싶다면 가장 좋은 방식이죠. 팔 근육의 관여가 적고, 다른 그립에 비해 악력이 많이 필요해서 난이도가 높습니다. 주로 어깨보다 넓게 바를 잡고, 팔꿈치는 측면에서 약간 앞쪽을 향하게 됩니다. 하단에서 팔꿈치를 완전히 펴도 됩니다.

단점이라면 어깨에 부담이 큰 편이고, 다른 그립에 비해 올라갈 수 있는 높이에도 제약이 커서 가동 범위도 짧습니다. '아주 넓은' 그립으로 실시하는 일부 보디빌더들의 경우 말 그대로 '깔짝거리는' 수준으로 할 수밖에 없게 됩니다.

언더그립의 친업은 등의 하부에 있는 광배근을 많이 자극하며, 팔의 이두근도 많이 사용합니다. 자세의 특성상 가슴이 약간 앞으로 모아질 수밖에 없기 때문에 흉근의 윗부분도 사용합니다.

친업은 풀업보다 가동 범위가 넓고 더 높이까지 올라갈 수 있어서 바가 명치 부근까지 닿는 '스터넘 친업'으로 실시하기도 합니다. 이 방식

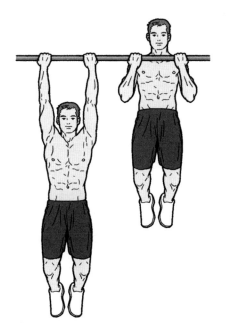

언더그립 턱걸이(친업)

은 광배근을 극한의 범위까지 수축시킬 수 있는 것이 장점입니다. 즉 광배근과 이두근에 특화된 턱걸이 방식이죠.

친업의 그립에서는 바를 어깨너비 정도로 약간 좁게 잡고, 팔꿈치는 앞쪽을 향하게 됩니다. 팔과 가슴에서 많은 힘을 보태기 때문에 난이도가 낮고, 턱걸이를 전혀 못 하는 초보 단계에서 횟수를 늘리기에 좋습니다. 하단에서 팔을 완전히 펴면 어깨나 이두근에 부상을 입을 수 있으므로 팔을 완전히 펴지 않고 10%쯤 덜 펴야 안전합니다.

뉴트럴그립의 턱걸이는 세로 방향의 평행 손잡이가 있어야 합니다. 최근 시판되는 대부분의 치닝디핑이나 문틀철봉에도 세로 그립이 설치되어 있죠. 이 그립은 악력이 가장 강하게 발휘되고, 어깨에도 부담이 덜하기 때문에 악력이 부족해 턱걸이를 얼마 못 하는 분들이나 체중이 많이 나가는 분들에게 유용합니다.

등 근육에 가해지는 효과는 풀업과 친업의 중간 정도로, 등 상부와 하부에 모두 자극을 줄 수 있습니다. 그립의 간격은 어깨너비 정도로 잡고, 팔꿈치는 앞쪽에서 약간 옆을 향하며, 팔은 쭉 펴도 됩니다.

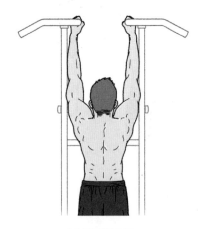

뉴트럴그립 턱걸이

턱걸이에서 주의할 것들

턱걸이는 어려운 운동인 만큼 주의할 사항들도 많습니다.

가장 흔한 실수는 공중에서 하체를 흔들며 도움닫기를 해 올라가는 자세입니다. 턱걸이 개수를 올리려는 치팅이지만 등 발달에는 도움이 덜 되며, 어깨 부상의 원인이 되기도 합니다.

크로스핏 등에서는 크게 반동을 주어 봉에 가슴을 대는 횟수로 대결을 벌이는 소위 '키핑풀업'이라는 동작을 합니다. 사실상 의도적 치팅인데, 등 근육을 기르는 운동이라기보다는 리듬감과 전신의 협응을 연습하는 체조 비슷한 전신운동입니다. 본문의 턱걸이와는 별개의 종목이며, 부상 위험도 크기 때문에 해당 동호인이 아니면 권장하지 않습니다.

그립을 넓게 잡을수록 등을 넓게 만드는 데에 좋다고 알고 있는 분들이 많습니다. 과도하게 넓은 그립은 가동 범위를 짧게 해 도리어 운동 효과를 떨어뜨리며, 어깨 부상을 불러오기도 쉽습니다. 오버그립의 경우, 그립 간격은 몸이 위로 올라갔을 때 봉을 쥔 손이 어깨보다 약간 바깥으로 향하는 정도면 족합니다.

팔꿈치에서 뚝뚝 소리가 난다고 호소하는 경우도 많습니다. 이 소리 자체가 당장은 문제가 되지는 않겠지만 어디선가 마찰이 일어나고 있다는 경고 신호이고, 장기간 지속되면 결국 문제가 터집니다. 사람마다 최적의 팔 각도는 조금씩 차이가 있으므로 이런 불편한 소리가 난다면 그립 간격을 바꿔보거나, 팔꿈치가 향하는 방향을 이리저리 돌려보아 소리가 안 나고 미끄럽게 움직이는 범위를 찾아내서 실시합니다.

사람마다 주로 쓰는 팔이 다르다 보니 자세히 보면 좌우가 다른 높이로 올라가는 사례가 많습니다. 이걸 정작 본인은 알기 어렵습니다. 뒤에서 가끔 동영상을 찍어서 확인해 보는 것이 좋습니다.

스트랩 감는 법

스트랩은 손과 바벨을 연결해 악력을 보조해주는 기구로, 턱걸이나 데드리프트 등의 당기는 운동에서 주로 씁니다. 남용하면 악력 발달에 장애가 될 수도 있으므로 힘이 있는 운동 초반에는 사용을 피하고, 힘이 빠지는 후반 세트 정도에서 활용하는 게 보통입니다.

최근에는 후크가 달린 스트랩이나 손바닥만 감싸면서 마찰만 강화한 특수 소재 그립도 나오지만, 가장 널리 쓰이는 전통적인 스트랩은 면이나 가죽으로 된 9자 모양이죠. 이런 스트랩은 착용하는 데에 약간의 연습이 필요합니다.

1단계로, 줄이 엄지 밑에서 새끼손가락 쪽으로 가도록 손목에 끼웁니다. 흔히 저지르는 실수는 정확히 손목에 딱 맞추어서 끼는 것인데, 혈관과 신경이 눌려 통증이 올 수 있습니다. 스트랩은 손과 손목에 반쯤 걸치도록 감습니다.

2단계로, 바벨을 짚고 줄을 바벨 밑으로 돌려 감습니다.

3단계로, 감은 후에는 손으로 몇 번 비틀어주면 더 탄탄하게 감깁니다. 오른손잡이라면 오른손의 도움으로 왼손부터 감고, 그 뒤에 오른손은 한 손으로 감습니다.

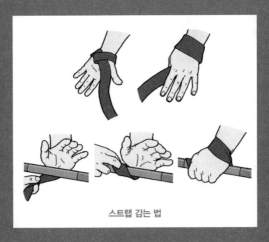

스트랩 감는 법

체중을 사용하는 로우

운동 성격	적합 레벨	주된 반복 수	표적 근육
복합성 운동	초급~상급	중간 반복	광배근 / 이두근 / 승모근, 코어 등

로우row는 '노를 젓는다'는 해석 그대로, 무언가를 앞이나 밑에서 끌어당기는 동작을 말합니다. 운동에서의 로우는 무거운 것을 내 쪽으로 당기는 동작이 될 수도 있고, 반대로 고정된 것을 붙들고 내 몸을 그쪽으로 움직이는 동작이 될 수도 있죠. 둘 다 등 근육과 팔의 이두근 위주로 힘을 쓰게 됩니다.

헬스장이나 기구 운동 중 로우의 대표 동작은 허리를 숙이고 바벨을 들어 올리는 '벤트오버 바벨로우', 한 팔로 덤벨을 들어올리는 '원암 덤벨 로우'입니다. 하지만 가정에서 하는 경우는 그보다는 인버티드 로우 혹은 가정용 덤벨이나 집 안의 무거운 물체를 이용한 로우가 많이 쓰입니다.

인버티드 로우는 등과 함께 허리를 포함한 코어 근육 전반을 단련하는 다목적 운동입니다. 푸시업에서 위아래를 뒤집어놓은 동작이라는 의미에서 '리버스 푸시업'이라는 이름으로도 불립니다.

인버티드 로우에는 낮게 설치한 철봉이나 치닝디핑의 손잡이, 평행봉, TRX나 링 등 다양한 기구를 사용합니다. 가장 권장하는 기구는 TRX인데, 다른 기구와 달리 손잡이 높이를 그때그때 자유자재로 바꾸어 난이도를 달리할 수 있기 때문입니다.

❶ 준비자세 : 손잡이를 잡고 몸을 띄운다. 견갑골을 뒤로 조여 고정하고, 몸을 곧게 펴고 뒤꿈치로만 바닥을 디딘다. 팔은 몸과 직각으로 뻗지 말고 약간 배꼽 쪽으로 내려 잡아야 당길 때 팔꿈치가 옆구리 쪽에 닿을 수 있어 어깨 관절에 부담이 적다.

❷ (숨을 내쉬며) 팔꿈치를 옆구리 쪽으로 당긴다. 손이 몸통과 같은 높이에 다다를 때까지 최대한 당겨준 후 멈춘다.

❸ (숨을 들이마시며) 천천히 팔을 펴서 ❶의 상태로 돌아간다. 견갑골은 고정한 상태로 팔이 완전히 펴질 때까지 이완한다. 어깨를 앞으로 빼서 강제로 가동 범위를 늘려선 안 된다. 동작 내내 몸은 곧은 상태를 유지한다.

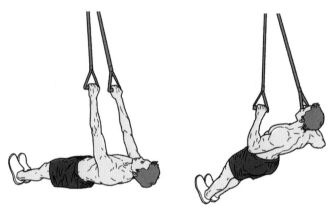

TRX 인버티드 로우

인버티드 로우의 운동 강도 조절

체중을 이용한 모든 운동이 그렇듯, 여기서도 내 체중을 손과 발 중 어디가 얼마만큼 감당하느냐에 따라 강도가 달라집니다. 상체의 각도나 무릎, 팔의 간격 등을 바꾸어 난이도를 조절할 수도 있지만 어쨌든 상한선은 체중이죠.

몸을 수평 가까이 기울이고 정자세로 할 경우, 이론적으로는 체중의 60~70% 정도 무게의 바벨 로우나 덤벨 로우와 유사합니다. 즉 80kg의 남성이라면 60kg 이상의 중량을 쓰는 것과 비슷합니다. 이 정도도 너무 쉽거나 너무 어렵다면 아래와 같은 방법으로 난이도를 바꿀 수 있죠.

손잡이를 높게 설치해서 몸을 세울수록 체중이 손보다는 발로 전달되어 동작이 쉬워집니다. 하지만 이 방식은 힘을 주어 올라간 상단에서 자극이 급격히 줄어드는 단점이 있습니다. 따라서 손잡이를 높이기보다는 무릎을 ㄱ자로 굽히고, 그 윗부분의 몸은 정상적으로 최대한 눕혀 실시하는 방식을 권장합니다.

손잡이를 낮추거나 발의 높이를 높여서 몸을 뒤로 기울일수록 체중이 팔로 집중되어 동작이 어려워집니다. 몸의 각도 조절만으로는 충분한 강도를 내기 어려운 경지에 이른다면 중량조끼나 무거운 배낭 등으로 강도를 더 높일 수도 있죠.

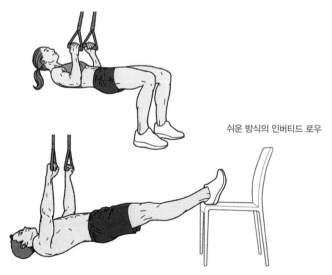

쉬운 방식의 인버티드 로우

어려운 방식의 인버티드 로우

인버티드 로우는 등과 허리의 기초근력을 단련하는 운동, 턱걸이를 연습하는 예비 단계 운동으로 많이 쓰입니다. 경미한 척추질환 환자들이 재활과 코어 단련, 등운동을 겸하는 목적으로도 씁니다. 집에 체중을 실을 마땅한 운동기구가 없다면 각종 난간, 의자나 책상 등 체중을 받칠 수 있는 튼튼한 손잡이를 찾아 하면 됩니다.

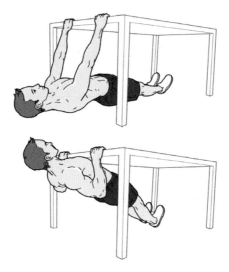

책상이나 테이블로 하는 인버티드 로우

이런 도구도 찾기 어렵다면 어느 집에나 있는 문틀을 이용해서도 할 수 있습니다. 양손 혹은 한 손으로 문틀의 옆면을 붙들고, 몸은 곧게 펴서 뒤로 기울여 발뒤꿈치로만 바닥을 디딥니다. 이 상태에서 팔꿈치를 몸 옆으로 당겨 등 근육을 단련합니다.

이 운동을 '도어프레임 로우'라고 하는데, 몸을 뒤로 많이 기울일수록 강도가 높아지지만 실제로는 손이 미끄럽고 손목이 불편해 인버티드 로우만큼 많이 눕히기는 어렵습니다. 강도 조절이 쉬워 비만인이나

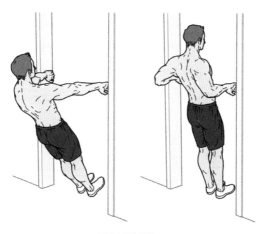

도어프레임 로우

고령자, 운동 경험이 전혀 없는 초보자에게도 적합합니다.

보통의 인버티드 로우보다 더 난이도를 높이고 싶다고요? 푸시업에서 발이라는 지지점을 빼서 난이도를 높인 게 딥스이듯이, 인버티드 로우에도 발이라는 지지점을 뺀 운동, 즉 아예 발을 공중에 띄워서 체중 전체를 팔이 부담하는 초고강도 버전은 있습니다. '프론트 레버 로우'라는 운동이죠.

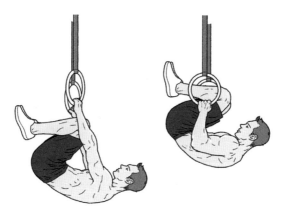

턱 프론트 레버 로우

딥스가 그나마 좀 할 만한(?) 반면, 프론트 레버 로우는 맨몸운동의 상급자만 가능한 극강의 난이도입니다. 등 근육 문제도 있거니와 발을 공중에 띄운 상태에서 몸을 가로로 곧게 유지하려면 코어와 전신의 힘이 엄청 강해야 하기 때문이죠. 힘도 힘이지만 체중도 적게 나가야 하고, 키가 작아야 그나마 쉽습니다.

조금이나마 현실적인 수준에서 수행하려면(?) 무릎을 가슴 앞으로 웅크린 자세를 만들면 모멘트암이 짧아져 코어의 부담이 낮아집니다. 이를 '턱 프론트 레버 로우'라고 하며, 여전히 난이도 높은 운동입니다. 철봉이나 평행봉, 짐링 등을 이용해서 실시합니다. 체중을 완전히 실어야 하기 때문에 문틀철봉에서는 안전 문제로 권장하지 않습니다.

잡는 방법에 따른 차이

가슴운동 때처럼, 등운동에서도 그립 간격을 통해 작용하는 근육에 약간의 차이를 둘 수 있습니다.

등 위쪽을 집중 단련하고 싶다면 팔꿈치를 옆으로 벌리고 양손의 간격을 넓게 합니다. 한편 등 아래쪽의 광배근에 집중하고 싶다면 반대로 그립을 좁게 잡고 팔꿈치를 옆구리 가까이 붙이면 됩니다.

그립 방향도 차이를 줍니다. 손등이 아래를 향하는 언더그립은 팔의 이두근이 크게 관여합니다. 손등이 머리 쪽을 향하는 오버그립은 이두근이 적게 관여하는 대신 전완과 등 위쪽에 자극이 집중되죠. 손바닥이 마주보는 뉴트럴그립은 악력이 강해지므로 팔에만 힘이 들어가고 등에 집중이 안 되는 사람들에게 적합합니다.

기구를 사용하는 로우

운동 성격	적합 레벨	주된 반복 수	표적 근육
복합성 운동	초급~상급	중간 반복	광배근 / 이두근 / 승모근, 코어 등

가정에 바벨이나 덤벨 등 기구가 있거나 큰 물통, 무거운 것을 넣은 배낭처럼 대체할 물건이 있다면 기구를 이용한 로우 운동을 할 수 있습니다. 두 손으로 들어야 할 만큼 무겁다면 벤트오버 로우를, 두 손으로들기는 무게가 다소 아쉽다면 원암 로우로 실시하면 됩니다.

로우는 기본적으로 밑에서 들어야 하기 때문에 허리를 숙여야 합니다. 이때 두 손을 쓰는 로우는 무게중심을 유지하기 위해 엉덩이를 뒤로 빼야 합니다. 반면, 한 팔만 쓰는 로우 운동은 반대편 손으로 무언가를 잡아 중심을 잡을 수 있기 때문에 허리에 부담이 적습니다.

로우는 다른 종목에 비해 비교적 무거운 중량을 써야 하므로 물통이나 배낭 등도 충분한 무게가 되어야 합니다. 남성 초보자의 경우, 두손 로우는 체중의 30%, 한 손 로우는 체중의 18% 정도의 무게를 가이드라인으로 시작해 실제 근력에 따라 조절합니다. 여성은 여기서 60~70% 정도로 잡습니다.

두 팔 로우

두 팔을 이용하는 로우는 허리를 숙인 상태로 실시하기 때문에 동작내내 허리가 그 무게를 지지하고 있어야 합니다. 이 때문에 허리에 문제가 있거나, 허리 힘이 약해서 숙인 상태를 오래 유지하지 못하는 사람에게는 어려울 수도 있습니다. 이런 경우는 한 팔 로우를 권장합니다.

❶ 준비자세1 : 바벨이나 무거운 배낭 등을 발끝에 놓는다. 무릎을 굽히고, 엉덩이를 뒤로 빼고, 허리는 곧게 편 상태로 숙여서 양손으로 물체를 잡는다. 상체를 깊이 숙일수록 등 전체에 가해지는 자극이 커진다. 두 손을 이용한 로우는 허리를 곧게 유지하는 능력이 관건이다.

❷ 준비자세2 : 숨을 들이마시고 물체를 바닥에서 약간 들어 시작 자세를 잡는다. 발의 중간에서 약간 뒤쪽에 무게중심이 실려야 한다. 고개는 살짝만 들어 전방 아래쪽을 향한다.

❸ (숨을 반쯤 내쉬면서) 물체를 당겨 명치나 배에 닿게 한다. 손에서는 가능한 한 힘을 빼고, 팔꿈치를 몸 옆으로 당긴다는 느낌으로 실시한다.

❹ (숨을 반쯤 들이마시면서) 물체를 내려 시작 자세로 돌아간다.

❺ 동작 내내 다리와 몸통은 움직이지 않는다. 무심코 반동을 주거나 중심을 잃는 일이 잦으면 무게를 줄인다. 상체를 숙인 상태로 오래 유지하기는 어려우므로 10회 이내로 실시한다.

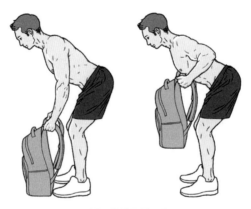

배낭을 이용한 두 팔 로우

두 팔을 이용한 로우는 각각을 따로 훈련할 때보다 시간을 절약할 수 있고, 허리를 단련하는 효과도 있습니다. 하지만 뒤에 나올 한 팔 로우에 비해서는 근육의 가동 범위가 다소 짧은 게 흠입니다. 또한 힘이 좋은 분이라면 배낭 등의 일상용품은 아무리 책 등을 가득 채워도 두 팔로우를 하기에는 무게가 부족할 수도 있고요.

이런 벤트오버 로우는 당기는 종목 자체의 난이도보다는 허리를 숙인 상태로 유지하지 못하는 게 사실 더 문제가 됩니다. 그래서 상당수 초보자에겐 두 팔 로우는 다소 어렵고 부상의 위험도 있죠. 이때는 의자나 책상 등에 이마나 턱을 대고 하면 허리의 부담을 일정 수준 줄일 수는 있습니다.

다만 모든 '부담'은 위험을 감수하면서 능력을 키우는, 양날의 칼입니다. 허리를 많이 쓰는 운동일수록 한편으로 허리를 강화하는 양면이 있으니 어느 쪽을 쓰느냐는 전적으로 본인의 선택입니다.

한 팔 로우

한 팔을 쓰는 로우는 한쪽 팔로 고정된 곳을 짚고, 나머지 팔로 로우 동작을 수행합니다. 두 팔 로우처럼 가슴 앞에서 멈추지 않고 옆구리까지 올릴 수 있어서 등 근육을 최대한의 범위로 이완 수축시킬 수 있습니다.

양쪽을 따로 하려다 보니 시간이 오래 걸리는 게 흠이지만, 한 팔로 상체를 지지할 수 있어 허리에 부담이 실리지 않는다는 것이 큰 장점이죠. 허리디스크가 있거나, 두 팔 로우에서 자꾸 상체가 흔들려 집중이 안 되는 경우에 적합합니다. 장시간 지속할 수 있어서 10회 이상의 고반복 세트 수행도 무난합니다.

❶ 허리를 곧게 펴고 몸을 숙인 후, 한 손으로 고정된 곳을 짚는다. 짚을 곳이 마땅치 않다면 해당 방향의 무릎을 내밀고 그 위를 짚는다. 허리는 곧게 펴고, 등은 평평한 상태를 유지한다.

❷ 반대편 손에 덤벨, 케틀벨, 무거운 가방 등 충분한 무게의 물체를 쥔다. 물체를 쥔 쪽 어깨를 밑으로 잡아 빼어 과도하게 늘어뜨리지 않는다.

❸ (숨을 내쉬면서) 물체를 옆구리까지 들어올린다. 팔꿈치를 당긴다는 느낌으로 들어야 하며, 상체를 비틀어 들어선 안 된다.

❹ 물체가 옆구리에 닿았으면 잠시 멈추고, (숨을 들이마시며) ❷의 상태로 돌아간다.

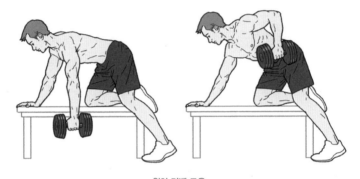

원암 덤벨 로우

한 팔 로우에서 가장 흔히 하는 실수는 팔꿈치를 몸 쪽으로 당기는 게 아니라 아예 상체 전체를 옆으로 비틀어 들어 올리는 자세입니다. 등 근육 대신 몸통 전체의 힘을 이용하는 치팅이죠.

또 하나는 허리와 무릎을 튕겨서 반동으로 들어 올리는 동작인데, 이는 모든 운동에서 등장하는 단골 치팅이죠. 연습 부족과 근력에 맞지 않는 과도한 무게가 원인이니 일단 무게부터 줄이고, 동영상 촬영 등을 통해 팔을 제외한 부분은 인형처럼 딱 고정되어 움직이지 않도록 자세를 교정합니다.

루마니안 데드리프트 ▬▬▬▬▬▬

운동 성격	적합 레벨	주된 반복 수	표적 근육
복합성 운동	초급~상급	6~10회	광배근 / 허리 주변 / 엉덩이 / 햄스트링

데드리프트는 원칙적으로 전신운동으로 분류되지만 그런 효과를 온전히 거두려면 매우 높은 중량을 써야 합니다. 하지만 대다수 가정에서 현실적으로 고중량 데드리프트, 그것도 바닥을 쿵쿵 찍으며 올리는 컨벤셔널 데드리프트는 기구가 있어도 하기 어렵죠. 그나마 현실적인 데드리프트는 등과 허리, 엉덩이와 햄스트링을 단련하는 루마니안 데드리프트(RDL) 형태입니다.

루마니안 데드리프트는 랙에서 시작하거나, 아니면 일단 컨벤셔널 데드리프트로 바닥에서 든 후, 최대한 내렸다가 바닥에 닿지 않고 다시 들어 올리는 방식입니다. 바닥에 닿지 않으니 소음·진동은 없습니다. 우리나라에서는 헬스장에서도 루마니안 데드리프트를 기본 데드리프트로 가르치는 경우가 많은데, 근린생활시설이나 상가 등에 입주한 경우가 많아 소음·진동에서 자유롭지 못하기 때문이죠.

사실 데드리프트는 명칭 자체가 '바닥에 놓인 물체(사하중, Dead Load)를 든다'는 의미이므로 '위에서 시작하는' 루마니안은 편의상 데드리프트로 부를 뿐 엄밀한 의미의 데드리프트는 아닙니다.

아래의 설명은 가정에서 바벨이나 덤벨을 이용한 루마니안 데드리프트입니다. 가정에서는 현실적으로 바벨이나 덤벨을 미리 높게 세팅해 시작하기 어려우므로 바닥에서부터 시작하는 방식으로 설명합니다. 중량을 든 상태로 시작해야 하므로 준비자세에서 컨벤셔널 데드리프트를 실시합니다.

❶ 준비자세1 : 바벨이나 덤벨을 발의 중심에 최대한 가깝게 내려놓는다. 의자나 선반, 랙 등 높은 곳에 바벨이나 덤벨을 미리 세팅할 수 있다면 더 좋다. 양 다리를 골반 넓이로 좁게 벌리고, 발끝은 11자로 맞춰 선다.

❷ 준비자세2 : 허리를 곧게 편 상태로 엉덩이를 뒤로 빼며 무릎을 굽혀 바벨이나 덤벨을 잡는다. (숨을 깊이 들이마신 후) 견갑골을 하강하고 복근과 허리에 힘을 주어 몸통을 고정한다.

❸ 준비자세3(첫 회 데드리프트) : (숨을 내쉬거나 참은 채로) 무릎과 고관절을 동시에 펴며 일어난다. 바벨이나 덤벨이 무릎을 지날 때까지 상체의 기울기는 ❷의 상태를 유지한다. 바벨이나 덤벨이 무릎을 지나 허벅지에 닿으면 비로

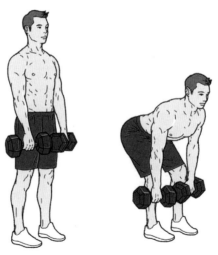

덤벨 루마니안 데드리프트

소 상체를 세운다. 숨을 참았다면 이때 숨을 쉰다. 본격적인 루마니안 데드리프트는 이 상태에서 숨을 들이마시며 시작한다.

❹ 바벨이나 덤벨을 수직으로 천천히 내린다. 중심을 잡기 위해 엉덩이를 뒤로 빼면 무릎도 굽는다. 종아리는 수직을 유지한다. 허리가 곧게 버틸 수 있는 한도까지 천천히 내린 후, 잠시 동작을 멈춘다.

❺ (숨을 내쉬거나 참은 채로) 바벨이나 덤벨을 수직으로 당겨 올린다. 엉덩이를 앞으로 내밀며 동시에 무릎을 편다. ❸의 직립 자세로 복귀하면 1회가 완수된다.

등운동으로서의 루마니안 데드리프트

루마니안 데드리프트는 정자세의 컨벤셔널 데드리프트보다 상체를 많이 숙이고, 등과 엉덩이와 햄스트링을 더 많이 씁니다. 등운동으로서 본다면 등 아랫부분을 주로 단련하기 때문에 등 윗부분을 단련하는 턱걸이와 보완 관계입니다. 이 둘을 같은 비중으로 실시하면 탄탄하고 균형 잡힌 등을 만들 수 있죠.

데드리프트의 변형들

루마니안 데드리프트 혹은 데드리프트는 여러 변형을 통해 자극 범위를 달리할 수 있습니다.

다리를 어깨보다 훨씬 넓게 벌리고 하는 스모 데드리프트가 있습니다. 스모 데드리프트는 허리를 곧게 세운 채로 무릎과 고관절을 이용해 바벨 혹은 덤벨을 최대한 내렸다가 일어납니다. 바벨이나 덤벨을 밑에서 든다는 차이가 있을 뿐 스모 스쿼트와 자극 범위에서는 구분이 애매하죠.

홈트로 스모 데드리프트를 한다면 케틀벨이 매우 유용합니다. 몸에 닿아 방해가 될 우려가 적고, 손잡이가 높아 준비자세를 취하기 좋기 때문입니다. 특히 초보 여성들에게 이점이 많습니다.

스모 데드리프트는 등보다는 엉덩이와 허벅지, 내전근에 자극이 강한 편입니다. 특히 디스크 등으로 허리가 좋지 않은 상태에서 랙 없이 집에서 이런 부위를 단련하고 싶을 때 유용합니다.

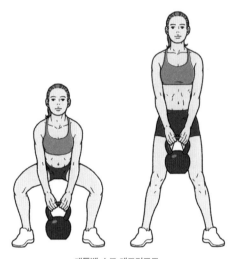

케틀벨 스모 데드리프트

한 다리 데드리프트도 있습니다. 한 다리로 바닥을 디디고, 반대편 다리는 뒤로 뻗으며 상체를 곧게 펴고 앞으로 숙입니다. 처음 하는 사람은 맨몸으로도 중심을 잡기가 쉽지 않습니다. 맨몸이 익숙해지면 바벨이나 덤벨, 케틀벨 등의 중량을 추가하고, 계속 중심을 잡기 어렵다면 한동안은 벽 등을 짚고 해도 됩니다.

낮은 중량으로도 엉덩이와 햄스트링을 단련하고 균형감도 기를 수 있는 운동으로, 고중량 기구가 없는 홈트에서 특히 빛을 발하는 운동입니다. 그림처럼 양손에 무게를 쥐어도 되지만 한 손에만 들어도 됩니다. 이때는 바닥을 디딘 다리와 대각선 방향의 반대편 손에 무게를 들면 됩니다.

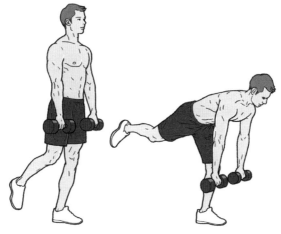

한 다리 덤벨 루마니안 데드리프트

플로어 풀다운

운동 성격	적합 레벨	주된 반복 수	표적 근육
복합성 운동	초급~상급	중간 반복	광배근 / 삼두근 / 복근과 코어

지금까지 언급한 등운동들은 '등에서 당기는 동작'과 '팔을 굽히는 동작'을 동시에 수행합니다. 이런 동작은 등과 이두근을 동시에 단련할 수 있는 것이 장점이지만 별도의 기구가 필요하고, 등'만' 단련하기는 불가능합니다.

집에서 하는 등운동의 가장 큰 어려움은 '뭐라도 도구가 하나는 필요하다'는 것인데, 플로어 풀다운은 아무 도구 없이도 할 수 있는 드문 등운동 중 하나입니다. 케이블 머신에서 하는 등운동인 '스트레이트 암 풀다운'을 바닥에서 할 수 있도록 변형시킨 운동입니다. 무릎을 바닥에 끌면서 하기 때문에 '슬라이딩 풀다운'이라고도 하죠.

❶ 준비자세 : 미끄러운 바닥을 찾아 무릎에 수건이나 슬라이딩 패드를 깔고 엎드린다. 미끄러운 합성섬유 재질의 긴바지를 입어도 된다. 무릎은 미끄러져야 하고, 손은 고정되어야 하므로 방 사이 문턱이나 책상다리 등을 잡아도 좋다. 팔을 앞으로 많이 내밀수록, 허리를 곧게 펼수록 난이도는 높아진다.

❷ (숨을 반쯤 내쉬면서) 손은 위치에 고정한 채로 팔꿈치를 옆구리 쪽으로 당긴다. 무릎에서 미끄러지며 몸 전체가 머리 방향으로 최대한 움직인다.

❸ (숨을 반쯤 들이마시면서) 팔꿈치를 머리 위로 밀어 올린다. 무릎에서 미끄러지며 몸 전체가 다리 방향으로 내려가 ❶의 자세로 돌아간다. 동작 내내 팔은 쭉 뻗은 상태를 유지해야 하며, 몸통도 곧게 편 상태를 유지해야 한다.

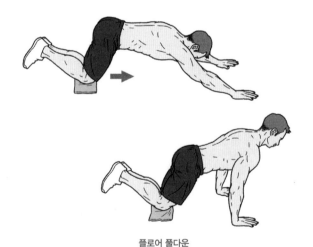

플로어 풀다운

플로어 풀다운은 등과 함께 삼두근, 복근, 코어 근육을 단련합니다. 처음 한다면 복근에 상당한 근육통을 느낄 수도 있습니다. 다른 등운동과 달리 팔의 이두근을 사용하지 않으며, 평소 허리에 문제가 있다면 다소 부담이 될 수 있습니다.

시작 자세에서 팔을 머리 쪽으로 많이 뻗을수록 난이도가 높아지므로 난이도 조절은 쉽습니다.

이두근, 팔 앞면 운동

운동 성격	적합 레벨	주된 반복 수	표적 근육
고립운동	중급~상급	10~15회	상완이두근, 상완근, 완요골근

대부분의 등운동에서는 이두근, 더 정확히는 팔 앞쪽 근육군이 관여하기 때문에 등운동을 충분히 하는 초보 일반인이라면 꼭 필요한 경우를 빼면 이 부위를 별도로 운동할 필요는 없습니다. 하지만 상식 차원에서 기본적으로 숙지할 사항들을 정리해 봅니다.

이두근 운동은 대부분 '굽힌다'는 의미의 컬Curl이라는 형태로 이루어집니다. 팔의 앞면에는 상완이두근, 상완근, 완요골근의 3가지 근육들이 팔을 굽히는 역할을 하죠.

각각의 근육은 부착 부위가 조금씩 다른데, 이두근은 어깨에서 시작해 (위팔뼈는 그냥 지나서) 팔꿈치 아래를 잇습니다. 상완근은 위팔뼈에서 시작해 팔꿈치 안쪽과 연결됩니다. 완요골근은 위팔뼈에서 시작해 팔꿈치의 바깥쪽과 이어지죠. 뒤에 나오겠지만 이 차이는 각각의 운동별로 작용하는 근육에 미묘한 차이를 불러옵니다.

이두근을 단련하는 대표적인 운동은 컬인데, 바벨이나 덤벨이 있으면 가장 좋겠지만 집에서는 책이나 위에 손잡이가 달린 가방, 쇼핑백, 캐리어 등을 이용해서도 할 수 있죠. 낮은 중량을 쓰기 때문에 요란한 홈짐이나 큰 원판이 필요하지 않고, 소형 덤벨이나 경량 바벨로도 충분합니다. 운동 경험이 없는 초보자라면 한쪽 덤벨 기준으로 여성은 2~3kg, 남성은 5~8kg 정도에서 시작하지만 체격, 근력, 컬의 종류에 따라 차이는 있습니다.

여기서는 홈트에서 가장 많이 사용하는 언더그립 덤벨 컬을 기준으로 설명합니다.

❶ 준비자세 : 언더그립으로 덤벨을 잡고 팔꿈치를 옆구리 옆에 딱 붙인다. 팔은 완전히 펴지 않고 5~10도쯤 굽힌 상태로 시작한다.

❷ (숨을 내쉬며) 팔꿈치를 고정한 상태에서 덤벨을 천천히 들어올린다. 허리를 튕기거나 팔꿈치를 앞뒤로 움직이지 않는다. 팔을 최대한 접은 후, 잠시 정지한다.

❸ (숨을 들이마시며) 천천히 ❶의 상태로 내린다.

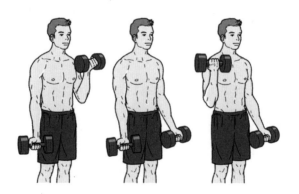

언더그립 덤벨 얼터네이트 컬

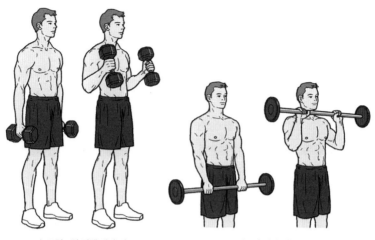

뉴트럴그립 덤벨 해머 컬   오버그립 바벨 리버스 컬

그립에 따른 사용 근육의 차이

팔의 컬 운동은 기본적으로 이두근, 상완근, 완요골근이 모두 동원되지만 잡는 방향에 따라 관여하는 비중에 약간씩 차이가 있습니다.

- 언더그립의 컬은 가장 대표적인 방식으로, 이두근을 위주로 세 근육 모두를 자극합니다.
- 뉴트럴그립 컬은 망치질과 비슷하다고 해서 '해머 컬'이라고 부릅니다. 상완근과 완요골근에 작용하는 비중이 크죠.
- 오버그립 컬은 '리버스 컬'이라고 하며, 완요골근과 손등 쪽 전완근을 많이 씁니다. 힘센 이두근을 덜 사용하기 때문에 언더그립이나 뉴트럴그립 컬보다 30%쯤 낮은 중량을 씁니다.

양팔로 할까, 한 팔로 할까?

바벨로 컬을 한다면 양팔을 동시에 운동해야 하지만 덤벨을 쓰면 양팔을 번갈아 하거나, 한 팔부터 시작해서 횟수를 끝낸 후에 다른 팔을 운동할 수도 있습니다. 한 팔만 쓰는 운동은 양팔을 쓸 때보다 시간이 오래 걸리는 단점이 있지만, 집중하기 쉽고 약간 높은 중량을 다룰 수 있습니다. 이두근 컬도 시간이 빡빡하다면 양쪽을 같이 하겠지만, 여유가 있다면 양쪽을 번갈아 하거나 한쪽을 먼저 횟수를 마무리하는 편을 권장합니다.

단, 허리에 문제가 있는 분들은 한쪽에만 무게를 들고 운동하는 것이 허리에 자칫 부담이 될 수 있으니, 안정적인 바벨을 쓰거나 덤벨로 양쪽을 동시에 하는 편이 낫습니다.

쉬어가기

전완과 종아리는 왜 그리 안 변할까? (Feat. 닭발)

주변에서 종아리가 굵어 고민인 분들은 많이 보았을 겁니다. 하지만 손목이 굵어 고민인 분들(?)은 매우 드물 겁니다. 사실 그 반대가 훨씬 많죠. 이 양상이 서구인이나 아프리카계에서는 반대로 나타나는데, 가는 종아리가 콤플렉스인 분들이 매우 많습니다. 그래서 해외의 헬스 책들에서는 종아리를 굵게 하는 운동을 중요하게 다루고 있죠.

전완과 종아리는 진화 측면에서는 유사한 부위라 성격도 같습니다. 종아리가 굵어 고민인 분들이나 손목이 가늘어 고민인 분들(혹은 그 반대인 서구인들) 모두에게 퍽이나 나쁜 소식은 이 부분이 '지독히도 안 변한다'는 특성까지 똑같다는 점입니다. 그나마 전완의 윗부분 혹은 종아리 윗부분까지는 운동하면 '조금은' 굵어지지만 손목과 발목은 노답입니다.

이유는 간단합니다. 손목이나 발목은 애당초 굵어질 근육이 없습니다. 닭다리 아랫부분부터 닭발까지가 사람으로 치면 발목과 손목인데, 그 안에 살점이 있던가요? 뼈와 관절, 인대나 건뿐이죠. 이것들은 부피 성장을 거의 하지 않습니다. 그 윗부분의 전완 근육들도 부피 성장이 더딘 지근 위주입니다. 그래서 이 부분의 굵기는 두 가지 요인, 타고난 근육의 형태와 손목·발목 관절의 모양으로 거의 결정됩니다.

그래서 선천적으로 손목·발목까지 근육이 길게 내려온 분들은 운동으로 굵어지기도 하지만 대부분은 아무리 운동해도 근육이 있는 윗부분만 '조금' 굵어질 뿐 손목이나 발목에는 별 도움이 안 됩니다. 성인이 되어 운동을 시작한 필자의 경우도 30년 가까이 나름 강도 높은 운동을 했는데도 손목시계를 살 때마다 줄을 줄여야 하죠.

다만 성장기는 예외인데, 이 시기에 강도 높은 운동이나 노동을 했다면 손목과 발목의 관절과 결합조직이 조금 더 굵어질 수 있습니다. 그래서 어릴 때 고강도 운동을 한 사람들은 남은 평생 굵은 손목을 가질 가능성이 높습니다.

하체는 크게 보아 허벅지와 엉덩이, 종아리의 세 부분으로 나뉩니다. 허벅지에서 가장 눈에 띄는 건 앞면의 대퇴사두근이 있고, 모든 하체 운동에서 가장 많이 동원되는 근육이죠. 무릎을 펴거나, 다리를 앞으로 쳐드는 역할을 합니다.

뒷면은 대퇴이두근과 반막양근, 반건양근으로 이루어져 있는데, 무릎을 굽히거나 다리를 뒤로 움직이는 힘을 냅니다. 현장에서는 읽기도 어려운 근육 이름들 대신에 보통 '햄스트링'으로 통쳐서 부릅니다. 실제로 기능상 유사하고, 같은 운동으로 단련하기 때문입니다. 단, 대퇴이두근의 단두는 무릎을 굽히는 역할만 합니다.

허벅지 안쪽에는 대내전근, 장내전근 등등 여러 근육이 있는데, 이것

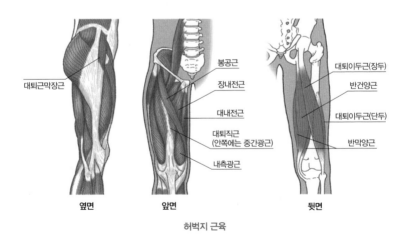

옆면   앞면   뒷면

대퇴근막장근

봉공근
장내전근
대내전근
대퇴직근
(안쪽에는 중간광근)
내측광근

대퇴이두근(장두)
반건양근
대퇴이두근(단두)
반막양근

허벅지 근육

도 현장에서는 '내전근'이라는 이름으로 합쳐 부르죠. 다리를 모으는 역할로만 알려져 있지만 실제로는 무릎을 펴거나 좌우 중심을 잡는 등 복합적인 역할을 합니다.

허벅지 바깥쪽에는 대퇴근막장근이 있는데, 무릎에 힘을 줄 때 바깥쪽에서 균형을 잡아주는 보호 띠 역할을 주로 합니다.

엉덩이는 여러 층의 근육으로 되어 있습니다. 제일 바깥쪽에는 대표 근육인 대둔근이 있고, 그 안쪽에는 중둔근, 소둔근 같은 속근육이 있습니다. 엉덩이 근육은 다리를 뒤로 당기거나 옆으로 벌리는 역할을 합니다. 인간이나 포유동물에게 엉덩이의 주된 역할은 '전력으로 달리기' 혹은 '아주 무거운 물체를 들기'인데, 현대인들은 이런 활동이 거의 없어서 엉덩이가 덜 발달한 경우가 많습니다. 따라서 하체운동을 할 때도 엉덩이를 빠뜨려선 안 됩니다.

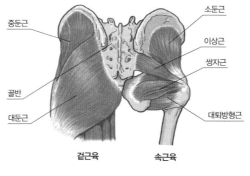

엉덩이 근육

종아리는 앞면의 전경골근, 뒷면의 가자미근과 비복근 정도가 큰 근육군인데, 평소에 걸을 때 많이 사용하는 근육이고, 아시아인의 경우 선천적으로 잘 발달된 경향이 있어 유산소운동을 충분히 하는 한국의 일반인이라면 굳이 운동할 필요성이 크지 않습니다.

그러나 서구인이나 아프리카인, 선천적으로 종아리가 빈약한 몇몇 사람들의 경우는 답답할 만큼 안 자라는 골칫덩이 부위이기도 하죠.

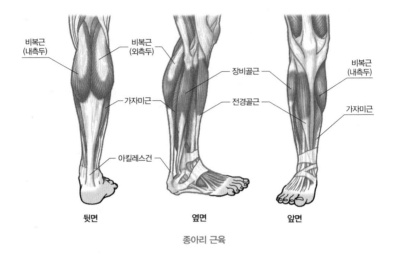

종아리 근육

하체와 엉덩이를 위한 대표적인 홈트 운동을 종합하면 아래와 같습니다.

- 허벅지 앞면 위주의 운동 – 두 다리 스쿼트 계열, 씨씨 스쿼트
- 허벅지의 종합적인 운동 – 런지 계열, 한 다리 스쿼트 계열
- 엉덩이와 후면 위주의 운동 – 힙 익스텐션 계열, 굿모닝 엑서사이즈, 프로그 스쿼트
- 종아리 운동 – 카프 레이즈 계열

권장하는 구성

하체는 체중이라는 기본 부하가 있기 때문에 맨몸으로 해도 어느 정도의 자극이 있어 초보자가 집에서 운동하기 가장 쉬운 부위입니다.

반면, 몸을 단련한 분들에게는 집에서 운동하기 가장 까다로운 부위이기도 합니다. 가장 강한 근육들이 몰려 있어서 이미 근육이 발달한 상태에서는 추가로 강화할 만큼의 충분한 강도를 얻기가 힘들기 때문입니다.

기본이 되는 스쿼트 계열 혹은 런지 계열을 주된 운동으로 삼아 주당 2~3세션, 매 세션마다 5세트 이상 실시합니다.

엉덩이와 햄스트링을 단련할 수 있는 후면 위주의 운동을 주당 1~2세션, 매 세션마다 3세트 이상 실시합니다.

다른 운동을 병행하고 있어서 하체를 기능적으로 단련하는 것이 목적이라면 점프가 가미된 플라이오메트릭스, 한 다리 스쿼트나 한 다리 데드리프트 같은 한 다리 운동을 주당 2세션, 매 세션마다 3~4세트 추가합니다.

스쿼트 계열

운동 성격	적합 레벨	주된 반복 수	표적 근육
복합성 운동	초급~상급	다양	하체 전반

하체운동이라고 하면 누구나 다 아는 대표 종목입니다. 스쿼트Squat라는 단어 자체는 '일어난다'는 의미로, 쪼그려 앉았다가 일어나는 동작을 통칭하죠. 스쿼트 하나만으로도 책 한 권을 쓸 수 있을 만큼 형태가 다양합니다. 필자가 쓴《헬스의 정석-근력운동편》에서도 아예 한 장을 할애해 스쿼트를 다루었습니다.

스쿼트는 내려가는 깊이에 따라 크게 셋으로 나뉩니다. 허벅지 뒷면과 종아리가 닿을 만큼 푹 주저앉는 ATG스쿼트, 허벅지 윗면이 수평을 이루는 정도까지 앉는 풀 스쿼트, 풀 스쿼트의 절반을 기준으로 그보다 조금 더 내려간 하프 스쿼트가 있죠. 깊은 스쿼트일수록 자세가 무너지기 쉽고, 너무 얕은 스쿼트는 효과가 적습니다. 근골격계 질환이 있거나 신체 구조상 깊이 내려가기 어려운 경우를 제외하면 대부분의 스쿼트에서 풀 스쿼트가 기준이 됩니다.

이 책은 홈트가 주제인 만큼 기구 없이 혹은 최소한의 기구만으로 할 수 있는 스쿼트를 다룹니다. 그 모든 자세의 기본이 되는 건 '맨몸 풀 스쿼트'입니다.

❶ 준비자세 : 다리를 어깨너비로 벌리고 선다. 발끝은 15~30도 사이에서 편하게 느끼는 정도로 살짝 벌린다. 팔은 앞으로 내밀거나, 팔짱을 끼거나, 귀나 머리 뒤를 짚는다.

❷ (숨을 들이마시면서) 엉덩이를 뒤로 빼면서 천천히 무릎을 굽혀 내려간다. 동작 내내 허리를 곧게 펴고, 무게중심은 발 중심에서 약간 뒤쪽에 실려야 한다.

❸ 허벅지 윗면이 수평이 되는 지점까지 내려가 멈춘다.

❹ (숨을 내쉬면서) 엉덩이와 허벅지에 동시에 힘을 주어 올라간다. 무릎이 안으로 모아지면 안 되며, 무릎은 발끝과 내내 같은 방향을 향해야 한다. 상체 기울기는 그대로 유지하다가 마지막에 직립하면서 마무리한다.

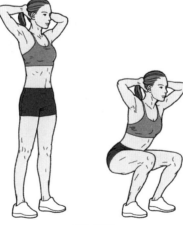

맨몸 스쿼트

세 가지만 지키면 80점은 먹고 들어간다

스쿼트에 관해서는 갖은 속설에 잘못된 설명, 옛날에나 통했던 이야기들이 난무합니다. 사실 스쿼트, 그 중에서도 맨몸 스쿼트를 제대로 하려면 딱 세 가지만 지키면 100점은 아니어도 80점짜리 스쿼트는 할 수 있습니다.

[조건1] 동작 내내 허리는 곧게 편다

첫 번째는 허리의 문제로, 새우등처럼 앞으로 구부정해지거나, 반대로 오리궁둥이처럼 뒤로 엉덩이만 쏙 내밀면 안 됩니다. 특히 일부 여성 모델이나 인플루언서들의 스쿼트 영상 또는 사진에서 엉덩이를 실제보다 과장해 보이려고 뒤로 쏙 내민 자세들이 자주 보이는데, 절대 따라 해선 안 됩니다. 등판은 뒷목부터 엉덩이까지 자를 댄 듯 직선을 이루어야 합니다.

[조건2] 동작 내내 발바닥 중심에서 약간 뒤쪽에 체중이 실려야 한다

두 번째는 '앞뒤 밸런스 문제'입니다. 세간에는 '무릎이 발끝보다 앞으로 나가면 안 된다'는 이야기가 돕니다. 사실 이건 '무게중심이 앞으로 쏠리면 안 된다'는 내용을 나름 직관적으로 표현한 말입니다. 무게중심이 앞으로 쏠릴수록 무릎이 앞으로 나가거든요.

문제는 사람마다 신체 비례가 달라서 무게중심을 제대로 놓아도 무릎이 발끝보다 나갈 수 있다는 점이죠. 그래서 무릎 위치보다 정확하고, 동작을 하면서도 스스로 느낄 수 있는 기준이 필요한데, 이것이 몸의 무게 센서인 발바닥입니다.

인체를 앞뒤로 볼 때 무게 중심은 귀 부근에서 시작해 복숭아뼈 조금

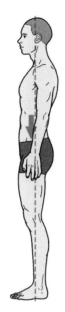

몸의 무게중심선

앞으로 내려옵니다. 즉 체중이 실리는 중심선은 발에서 약간 뒤쪽이죠. 이족보행인 인간은 서든, 앉든, 스쿼트를 하든 이 선을 기준으로 앞뒤 무게가 같아야 합니다. 뒤에 무게가 실리면 엉덩방아를 찧고, 앞으로 쏠리면 그만큼이 발바닥 앞쪽에 전달됩니다. 발목이 버텨주니 웬만해서 엎어지지는 않지만 대신 무릎관절에 부담이 됩니다.

때문에 우리 몸은 본능적으로 자세를 바꾸어 앞뒤 무게 분포를 조절합니다. 어깨와 머리, 무릎이 앞으로 나가면 그만큼 엉덩이는 뒤로 빼서 무게를 맞춥니다. [조건1]대로 허리를 곧게 폈고, [조건2]대로 체중이 발바닥 중심에서 약간 뒤쪽에 실렸다면 무게중심이 맞았다는 의미이니 무릎이 발끝보다 나가건 말건 신경 쓸 필요도 없습니다.

맨몸 스쿼트에서 무게중심을 결정하는 요소는 사실상 두 가지입니다.

- 첫째, 엉덩이를 얼마나 뒤로 빼느냐?(상체를 얼마나 세웠느냐?)
- 둘째, 팔을 어떤 자세로 하느냐?

엉덩이를 빼는 정도는 유연성이나 근력에 따라 사람별로 제각각이고, 잘 고쳐지지 않습니다. 반면, 팔 자세에 따라 중심과 난이도가 즉각즉각 바뀝니다.

다음 페이지의 맨 왼쪽 그림처럼 벽에 등을 기대고 미끄러지며 스쿼트를 하는 방식을 '월 스쿼트'라고 합니다. 등 뒤에 체중을 싣기 때문에 스스로 중심을 잡을 필요가 없어 가장 쉽죠. 초보자에게 허벅지의 기

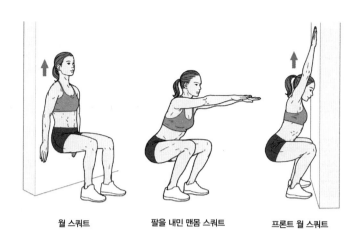

| 월 스쿼트 | 팔을 내민 맨몸 스쿼트 | 프론트 월 스쿼트 |

다양한 자세의 맨몸 스쿼트

초 근력을 길러줄 때 흔히 쓰입니다. 벽에 짐볼이나 폼롤러 등을 대고 하기도 합니다.

두 번째 그림부터는 내가 직접 중심을 잡아야 합니다. 그림처럼 팔이 몸 앞쪽으로 나가면 팔 무게만큼 중심이 앞으로 쏠리겠죠? 그럼 똑똑한 내 몸은 엉덩이를 뒤로 빼고 상체를 앞으로 기울여 중심을 잡습니다. 그만큼 무릎은 뒤로 갈 테니 발끝을 넘어가지 않을 공산이 크죠. 팔이 줄타기 곡예사의 장대처럼 무게 추 역할을 해서 중심을 잡기도 쉽습니다. 맨몸 스쿼트 중에서도 다소 쉬운 방식입니다.

한편, 양손을 머리 뒤에 대고 하면 팔 무게가 앞으로 가지 않고 몸 중심으로 오기 때문에 팔을 내밀 때보다 상체를 곧추세우게 됩니다. 이 자세는 팔을 내밀 때보다는 다소 어려워서, 맨몸 스쿼트 중에서는 중간 정도의 난이도죠. 죄수가 체포당할 때의 자세와 비슷해서 프리즈너 스쿼트라고도 합니다.

두 다리로 하는 것 중 가장 중심을 잡기 어려운 맨몸 스쿼트는 맨 오른쪽 그림과 같은 '프론트 월 스쿼트'입니다. 벽을 정면으로 보면서 발끝을 벽에 붙인 상태에서 스쿼트를 합니다. 중심이 몸 뒤쪽으로 쏠리기 때문에 상체는 거의 직립하게 됩니다.

그림처럼 팔을 위로 뻗어 손바닥이 벽에 닿도록 하거나 손을 옆으로 벌려 가슴을 벽에 붙이기도 합니다. 힘만으로 되는 게 아니고 균형감과 상당한 유연성이 필요해서, 힘 좀 쓴다는 상급자도 제대로 못 하는 사람이 많고, 중량은 얼마 못 들어도 신기하게 잘 하는 사람도 있습니다. 힘세다고 잘난 체하는 친구를 놀려먹기 딱 좋은 종목이죠(필자도 애먹는 종목입니다). 처음에는 중심을 잡기 너무 어려우므로 벽에서 발을 10cm 정도 떼고, 다리를 많이 벌리고 시작하며, 조금씩 벽과의 거리를 좁혀 나갑니다.

[조건3] 동작 내내 발끝과 무릎 방향은 일치해야 한다

세 번째는 좌우 밸런스 문제입니다. 스쿼트 동작 내내 발끝과 무릎의

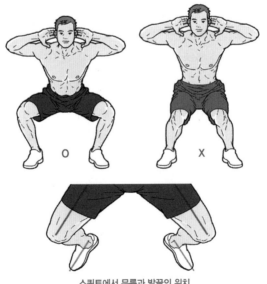

스쿼트에서 무릎과 발끝의 위치

방향은 일치해야 합니다. 아래 그림에서 오른쪽처럼 되면 곤란하죠.

힘을 주어 올라갈 때 오른쪽 그림처럼 무릎이 중앙으로 모이는 현상(Knee Valgus)이 자주 나타납니다. 엉덩이 근육이나 무릎 안쪽 근육이 약하거나 평발 때문에 발목이 안쪽으로 기울면서 나타나는 잘못된 자세입니다. 이때는 무릎을 의도적으로 바깥으로 밀어내어 무릎과 발끝 방향을 일치시켜야 합니다.

100점짜리 스쿼트를 만드는 팁들

위의 세 가지만 지켜도 최소한 터무니없는 엉터리 맨몸 스쿼트는 모면할 수 있습니다. 하지만 보다 완벽한 자세를 위해서는 몇 가지 팁이 있습니다.

상체의 기울기는 마무리 직전까지 그대로 유지해야 합니다. 하단에서는 엉덩이부터 쳐들고, 위로 올라오면서 비로소 상체를 펴서 세우는 경우가 많은데, 이는 허벅지 근력이 약해서 생기는 전형적인 현상이죠. 허리가 숙여지기 때문에 흔히 '굿모닝 스쿼트'라고 하는 잘못된 자세입니다. 중량 스쿼트라면 중량부터 줄여야 하지만 맨몸 스쿼트라면 내려가는 깊이를 낮추어 상체 기울기를 유지하는 연습을 해 봅니다.

깊이 내려간다고 다 좋은 스쿼트는 아닙니다. 특히 맨몸 스쿼트에서는 '아예 푹' 주저앉아버리면 허벅지 긴장이 풀리면서 쉬는 효과가 되어버립니다. 허벅지 윗면이 수평이 되면서 허벅지가 가장 강한 부담을 받는 지점, 즉 풀 스쿼트의 경계점에서 잠시 멈췄다가 일어나는 것이 가장 힘들고 효율적인 운동이 됩니다.

체중을 발 뒤쪽에 싣자니 엉덩방아를 찧고, 엉덩방아를 안 찧자니 체중이 앞으로 쏠려버리는 사람도 있습니다. 발목의 유연성이 부족할 수도 있고, 고관절이 뻣뻣할 수도 있고, 그저 근력이 약할 수도 있습니다. 일단은 엉덩방아를 감수하고 연습하는 것이 우선입니다. 열에 아홉은 연습하면 균형감을 찾습니다. 적당한 높이에 의자나 상자 등을 놓고 엉덩이로 터치하면 올라가는 '박스 스쿼트' 방식도 유용합니다.

하지만 엉덩이에 멍이 들도록 연습해도 나아지지 않는다면 그때는 뒤꿈치에 책 등을 고이고 하거나, 굽이 있는 역도화 또는 뒷굽을 높인 구두 등을 신고 하는 방법도 있습니다.

일부에서는 맨몸 스쿼트를 수백 회 연속으로 하기도 합니다. 하체는 다른 부위보다 지구력이 강해서 횟수의 기준점을 약간 높일 수는 있지만 근력운동으로서의 최소한의 기준은 있습니다. 횟수만 무한정 늘려서 시간을 낭비하고 관절을 셀프로 고문하느니, 강도를 높일 방법을 찾아 적당한 횟수로 줄여서 실시하는 편이 근부피 성장에 유리합니다. 지구력 훈련을 할 게 아니라면 세트당 20~30회 이상은 권하지 않습니다.

운동기구와 생활용품을 쓰는 스쿼트

집에 덤벨이나 케틀벨 같은 운동기구가 있다면 스쿼트의 방법을 훨씬 다양화할 수 있습니다. 그 무게만큼 운동 강도가 높아지고, 무게 자체를 이용해 다양한 변형 자세를 구사할 수 있기 때문이죠. 덤벨, 케틀벨 외에 물통, 생수통, 곰솥, 책을 가득 채운 배낭을 써도 됩니다. 힘이 아주 좋다면 대형 말통을 이용해도 됩니다. 자녀가 있다면 무등을 태우거나 앞으로 안고 해도 되죠.

중량으로 무엇을 쓰건, 명심할 것이 있습니다. 바로 '기구는 몸의 무게중심선을 따라 수직으로 움직여야 한다'는 것입니다. 무게중심선을 경계로 앞뒤 무게가 같아야 한다는 건 여기서도 철칙입니다. 그렇게 중심을 잡는 가장 안전하고 좋은 방법은 중량 자체가 무게중심선을 따라 움직이는 것이죠. 가정에서 흔히 구할 수 있는 기구나 물건들을 이용해 스쿼트의 강도를 높이는 방법으로는 다음과 같은 것들이 있습니다.

가정에서 흔히 볼 수 있는 운동기구는 덤벨인데, 같은 무게의 덤벨이 두 개가 있다면 발의 양옆으로 늘어뜨리고 전형적인 덤벨 스쿼트를 하면 됩니다. 덤벨은 무게중심선으로 따라 오르내려야 하니 덤벨의 중심선, 즉 덤벨을 잡은 손이 복숭아뼈 부근에서 수직으로 오가야 하죠. 덤벨과 비슷한 물통 등을 쓸 때도 마찬가지입니다.

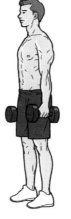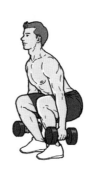

덤벨 스쿼트

이보다 난이도를 높이고 싶다면 덤벨 두 개를 어깨 위로 걸치고 하면 됩니다. 덤벨이 하나뿐일 때는 가슴 앞에 잔을 받들듯 들고 하는데, 이 때문에 잔을 뜻하는 '고블릿goblet' 스쿼트라는 이름이 붙었죠. 덤벨이 무게중심보다 앞으로 멀어지기 때문에 점점 힘들어집니다. 양손으로 들어야 하는 가방 등을 쓸 때도 고블릿 방식으로 들고 합니다.

또 하나는 데드리프트 편에서 언급한 '스모 데드리프트'입니다. 종

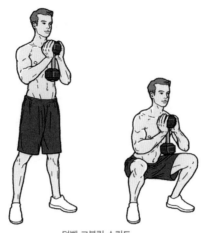

덤벨 고블릿 스쿼트

목 이름은 달라도 '발끝과 무릎 방향이 일치해야 한다'는 원칙은 통용됩니다. 다리를 많이 벌리는 만큼 무릎도 벌어지고, 발끝도 많이 벌어져야 하기 때문에 이때는 발끝이 45도 이상 양옆으로 벌어지게 되죠.

이 자세는 허벅지 앞면이나 허리보다는 엉덩이와 내전근이 많이 사용되기 때문에 엉덩이를 발달시키고 싶거나 허리에 만성적인 통증이 있는 분들에게 적합합니다.

맨몸 스쿼트를 조금이라도 쉽게

모든 사람이 운동능력이 좋은 건 아닙니다. 스쿼트를 처음 시작하는 사람, 고령자나 고도비만 혹은 무릎이나 허리에 문제가 있어 맨몸 스쿼트도 부담이 되는 분들이 있습니다. 이때는 어떤 스쿼트를 해야 할까요?

가장 먼저 할 수 있는 변형은 손으로 벽이나 물체를 짚고 하는 것입니다. 대표적으로, TRX가 있다면 앞으로 잡고 실시할 수 있습니다. 낮은 의자를 뒤에 두고 천천히 앉았다가 일어나는 방식의 스쿼트는 특히 고령자들에게 유용합니다. 운동능력이 부족해 정상적인 맨몸 스쿼트를 하기 힘든 분들을 위한 가장 쉬운 버전이죠.

박스 스쿼트는 원래 근력을 기르기 위한 스트렝스 트레이닝에서 많이 쓰이는 방식인데, 스쿼트를 처음 연습할 때도 활용할 수 있습니다. 앉아야 할 지점에 박스나 고정된 의자 등을 놓고 엉덩이로 터치하고 바로 올라오는 것이죠. 어느 정도까지 내려가야 할지 가이드라인이 될 수도 있으면서 실수로 엉덩방아를 찧었을 때 사고가 나지 않도록 막아주는 방벽이 되기도 합니다.

또 하나의 방식은 숏스탑Shot-Stop 스쿼트입니다. 캐나다의 저명한 척추 전문가 스튜어트 맥길 박사가 소개한 운동이기도 합니다. 근력은 정상이지만 무릎이나 허리 통증으로 스쿼트를 하기가 불편한 분들을 위한 방식입니다. 엉덩이를 충분히 빼지 못하는 자세 불량을 교정하는 데에도 좋은 방식이죠.

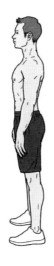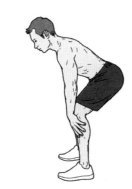

숏스탑 스쿼트

똑바로 선 상태에서 양팔을 앞으로 내려 허벅지 앞쪽을 짚습니다. 견갑골은 밑으로 내려 고정합니다. 그 상태로 엉덩이를 뒤로 빼면서 맨몸 스쿼트를 시작합니다. 손은 허벅지를 타고 미끄러져 무릎으로 내려갑니다. 팔 길이에 따라 다르겠지만, 손이 무릎에 닿을 즈음이면 하프 스쿼트 정도의 깊이로 내려갔을 겁니다. 유연성과 근력이 충분하다면 더 내려가 손이 정강이와 발목을 짚을 때까지 내려가도 됩니다.

손이 앞에서 받쳐주기 때문에 허리의 부담이 줄고, 손 때문에 엉덩이가 자연스럽게 뒤로 빠지게 되어 무릎의 부담도 적어집니다.

어려운 버전의 맨몸 스쿼트

교과서적인 맨몸 스쿼트는 초보자에게는 힘들지 몰라도 운동으로 어느 정도 단련된 분들에게는 성장을 위한 충분한 자극이 되기 어렵습니다. 그렇다고 무조건 횟수만 수십, 심지어 수백 회 늘리는 것도 근부피 성장이나 관절 건강 차원에서 좋은 선택은 아니고요.

결국 일정 수준이 되면 전형적인 맨몸 스쿼트는 슬슬 졸업해야 하는데, 이때는 앞서 말한 덤벨 같은 기구 스쿼트가 가장 손쉬운 해결책이 됩니다. 하지만 현실적으로 기구를 쓰기 어려워 어쨌든 맨몸으로 해야 한다면 주어진 조건에서 최대한의 강도를 내야 하는데, 여기에는 아래와 같은 방법들이 있죠.

점프 스쿼트

일어나는 동작에서 폭발적인 속도를 붙여서 바닥에서 발이 떨어지도록 합니다. 맨몸도 좋지만 덤벨이나 케틀벨, 가방 등의 물체를 들면 강도가 더 세지는데, 무게를 어떤 자세로 드느냐에 따라 작용하는 근육과 안전도가 조금씩 달라집니다.

앞서 다룬 덤벨 스쿼트처럼 몸 양쪽으로 들면 팔 때문에 양발을 디디는 간격이 좁아져 무릎에 부담이 될 수 있습니다. 또한 바벨 스쿼트로 등 뒤에 지고 실시하면 고중량을 다룰 수는 있지만 척추에 부담이 되기도 합니다.

일반인에게 추천하는 방식은 그림처럼 다리를 넓게 벌리고 그 사이로 덤벨 등의 중량물 한 개를 드는, 스모 데드리프트와 유사한 방식입니다. 다리가 충분히 벌어져서 하체부터 엉덩이까지 근육 전체를 쓸 수 있고, 무게를 등 뒤나 몸 양옆 또는 앞으로 드는 것보다 척추의 부담도 적습니다.

점프할 때는 뒤꿈치부터 떨어져서 마지막에 발가락이 떨어져야 하고, 착지할 때는 발끝부터 닿아서 뒤꿈치까지 천천히 차례대로 닿아야 합니다. 이걸 지키지 않고 한 번에 '쿵' 하고 착지하면 소음도 소음이지

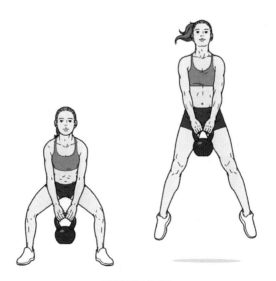

케틀벨 점프 스쿼트

만, 관절도 큰일 납니다. 즉 소음이 적은 점프 스쿼트가 관절에도 좋은 자세입니다.

점프성 운동은 폭발적인 힘을 내야 하는 특성상 횟수를 너무 많이 하는 건 바람직하지 않으며, 세트당 5~10회 안쪽으로 실시합니다. 다른 운동과 엮어 프로그램을 구성할 때도 가장 먼저 합니다. 예를 들어, 하체 운동으로 점프스쿼트와 일반 스쿼트를 한다면 점프 스쿼트를 먼저 3세트 하고, 일반 스쿼트를 이어서 하고, 다른 보조운동을 그 뒤에 합니다.

한 다리 스쿼트

흔히 '피스톨 스쿼트'로 알려진 방식입니다. 한 다리를 앞으로 들어올리고 한쪽 다리만으로 수행하는 고난이도 운동이죠. 허벅지가 수평보다 아래로 내려갈 만큼 푹 주저앉는 '풀' 피스톨 스쿼트는 난이도도 난이도지만 체중이 무거운 사람은 하기 어렵고, 관절에도 부담이 됩니다. TRX가 있다면 앞으로 잡아 중심을 잡으면 되고, 아무 기구도 없다면 문틀 등을 한 손으로 붙잡고 합니다.

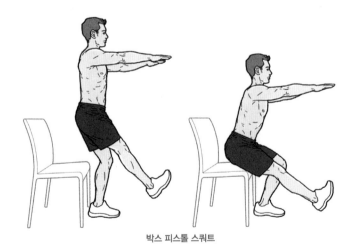

박스 피스톨 스쿼트

보조 장비 없이 한다면 보통은 허벅지가 45도 이하로만 내려가는 하프 피스톨 스쿼트가 현실적인데, 이때도 중심을 잡기가 쉽지는 않아서 엉덩이 뒤에 고정된 의자나 박스를 놓고 천천히 앉았다가 일어나는 방식으로 합니다.

가방을 이용한 스쿼트

스쿼트의 보조 도구로 가방은 매우 유용합니다. 배낭처럼 뒤에 질 수도 있고, 앞에 끌어안고 할 수도 있습니다. 뒤에 지고 하는 스쿼트는 상체가 약간 앞으로 숙여지기 때문에 전통적인 백스쿼트와 비슷해서 굉장한 무게까지 들 수 있죠. 나쁘게 말하면 같은 무게의 배낭으로도 자극은 덜하다는 의미도 됩니다.

따라서 홈트라는, 중량이 제한적인 상황이라면 앞에 큰 가방이나 캐리어 등을 끌어안고 하는 '베어허그Bear-Hug(곰이 끌어안듯) 스쿼트 방식도 권장합니다. 베어허그 스쿼트는 상체가 직립하고, 가방이 상체를 받

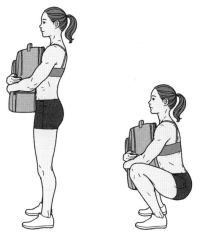

베어허그 스쿼트

쳐주는 지지대 역할을 하기 때문에 일반적인 중량 스쿼트에서 허리가 굽어지는 사람이나 요통이 있는 사람도 할 수 있습니다. 또한 뒤에 질 때보다 더 깊이 내려갈 수 있어 같은 무게의 가방으로도 하체와 엉덩이에 더 강한 자극을 줄 수 있죠.

오버헤드 스쿼트

또 하나의 어려운 버전은 오버헤드 스쿼트입니다. 역도 인상(스내치)의 후반부 동작이기도 하죠. 일반인이 굳이 역도까지 배울 필요는 없지만 오버헤드 스쿼트는 집에서 운동할 때 유용한 동작입니다. 하체뿐 아니라 팔과 어깨를 받치기 위해 상체도 함께 쓰므로 전신 운동에 가깝습니다. 가벼운 중량으로도 높은 난이도가 나오므로 홈트에 활용성이 높습니다.

등에 힘을 주고, 견갑골을 단단히 고정한 채 팔꿈치를 곧게 펴서 V자 자세로 쳐듭니다. 맨손이어도 되지만 수건이나 막대 등을 잡으면 어깨가 안정됩니다. 팔을 수직으로 세울수록, 그립을 좁게 잡을수록 어렵습니다. 그 상태로 엉덩이를 천천히 내려 앉되, 상체는 최대한 직립합니다.

힘만 좋다고 잘 하는 게 아니므로 처음 한다면 수건의 양끝만 잡거나, 나무막대 또는 PVC 파이프 등을 넓게 잡고 시작합니다. 약간의 무게도 큰 부담이 되므로 처음엔 무거운 중량을 써서는 안 됩니다.

익숙해지면 빈 봉이나 낮은 무게의 덤벨, 메디신볼 등으로 교체하는데, 조금이라도 무게를 들기 시작하면 팔을 수직으로 세워야 하므로 어깨에는 더 강한 유연성과 지지력이 필요해집니다.

팔을 쳐든 상태에서는 상체가 잘 고정되지 않고 앞으로 무너지려 하므로 풀 스쿼트로 깊이 앉기는 쉽지 않습니다. 처음에는 상체를 버틸 수 있는 깊이까지만 내려가고 조금씩 깊이를 낮춰 갑니다.

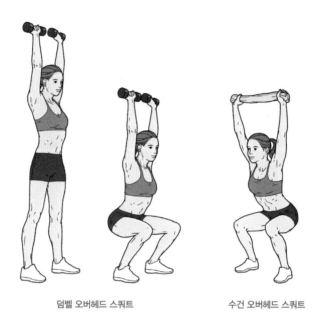

덤벨 오버헤드 스쿼트   수건 오버헤드 스쿼트

맨몸 스쿼트의 다양한 변신

전통적인 맨몸 스쿼트의 개념을 벗어나 특이하면서도 유용한 맨몸 스쿼트의 종류가 많습니다.

프로그 스쿼트

이름 그대로 옮기면 개구리(?) 스쿼트입니다. 개구리가 앉았을 때처럼 쭈그리고 앉아 시작하기 때문이죠. 사실 이름은 스쿼트라고 붙었지만 완전히 다른 운동으로 봐도 됩니다.

❶ 준비자세 : 다리는 일반적인 스쿼트보다 넓게 디디고 선다. 두 손을 기도 하듯 모으고 상체를 깊이 숙여 팔꿈치를 양쪽 무릎 안쪽에 대면 준비자세가 끝난다.

❷ 팔꿈치를 무릎 안쪽에 댄 채로 엉덩이만 내려 깊이 앉는다. 무릎 안쪽과 맞닿은 팔꿈치는 경첩처럼 움직임의 중심이 된다. 엉덩이가 내려가며 상체는 위로 서게 된다. 허리를 곧게 펴면 효과 면에서 가장 좋지만, 유연성이 부족하면 약간 굽어도 무방하다.

❸ '가능한 한 허리를 펴고' 엉덩이만 다시 위로 올린다. 엉덩이가 올라가며 상체는 밑으로 숙여진다. 다리를 완전히 펴지 않고, 80~90% 정도까지만 펴서 ❶의 자세로 돌아간다.

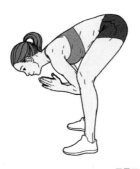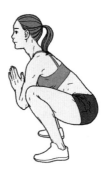

프로그 스쿼트

이 운동은 간단히 말해 엉덩이만 오르내리는 운동입니다. 이름은 스쿼트지만 역학적인 메커니즘은 데드리프트에 가깝습니다. 앞면의 대퇴사두보다는 뒷면 햄스트링과 엉덩이가 많이 자극됩니다.

이때도 허리는 곧게 펴는 게 가장 좋지만 약간 굽어도 크게 문제가 되지는 않으므로 코어 힘이 약하거나 발목, 고관절 유연성 때문에 스쿼트를 할 때마다 허리가 구부정하게 새우등이 되어도 할 수 있죠.

따라서 운동 프로그램을 짤 때도 운동은 '스쿼트'의 하나로 구성하지 말고 후면 위주로 단련하는 별도의 운동으로 구성합니다. 기본 운동인 일반 스쿼트를 먼저 한 후 이 운동을 10~15회, 3~4세트 추가하면 앞뒤가 고르게 발달할 수 있죠.

특히 스쿼트로 허벅지 앞면만 두꺼워지는 것이 고민스러운 여성들에게 유용한 하체 라인 관리 운동이 될 수 있습니다.

씨씨 스쿼트

이 운동도 스쿼트와는 성격이 완전히 다른데 억울하게 스쿼트라는 딱지가 붙은 운동입니다.

스쿼트가 하체 전부를 쓰는 복합성 운동인 데에 비해 씨씨 스쿼트 Sissy Squat는 무릎 관절과 대퇴사두근만 사용하는 고립운동입니다. 메커니즘으로 보면 헬스장의 레그 익스텐션 머신처럼 허벅지 앞면의 대퇴사두근을 집중적으로 강화하는 운동입니다. 그래서 '무릎 꿇는 방식의 레그 익스텐션'이라는 의미로 '닐링 레그 익스텐션 kneeling leg extension'이라 부르기도 합니다. 과거에 우람한 하체로 유명했던 보디빌더 톰 플라츠가 선호한 운동으로도 알려졌죠.

❶ 다리와 발끝이 11자가 되도록 골반 넓이 정도로 좁게 디디고 선다. 뒤꿈치에 책이나 단단한 원판을 깔면 자세를 잡기 쉽다. 양 손은 옆구리에 대거나 가슴 앞에 X자로 모은다.

❷ 복근에 힘을 주고, (숨을 들이마시며) 무릎을 천천히 굽혀 상체를 뒤로 젖힌다. 무릎부터 머리 꼭대기까지는 일직선으로 곧은 상태를 유지해야 한다. 중심을 잡을 수 있는 한도까지 최대한 내려간다. 하단에서는 몸을 버티기

위해 숨을 참아도 된다.

❸ (숨을 내쉬며) 천천히 무릎을 펴서 상체를 다시 세운다. 허리를 튕기는 등의 반동을 쓰거나, 무릎이 모아지거나 벌어지면 안 된다. ❶의 자세로 돌아가면 다시 동작을 반복한다.

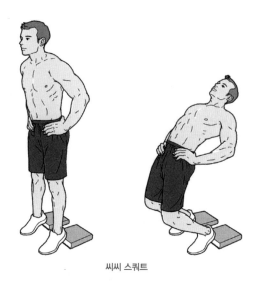

씨씨 스쿼트

씨씨 스쿼트는 모멘트성 운동의 특성상 상단과 하단에서 느껴지는 강도 차이가 매우 큽니다. 그리고 체중이 어느 정도인지, 얼마나 많이 몸을 젖힐 수 있는지가 사실상 운동 강도를 결정하죠.

뒤로 몸을 젖힌 상태에서 치팅 없이 몸을 세우려면 상당한 허벅지 근력이 필요하고, 몸통을 곧게 유지하는 데에도 코어 근력이 필요하므로 난이도가 높아 초보자에게는 권하지 않습니다. 무릎 관절과 허리에도 부담이 크기 때문에 비만하거나 무릎이 좋지 않은 사람도 해선 안 됩니다. 사실 '무릎 브레이커'로 악명 높은 운동이기도 합니다.

중심을 잡기 어렵다면 한 손으로 벽이나 가구 등을 붙들어 중심을 잡아도 됩니다. 치팅 없이 12~15회 이상 반복할 수 있다면 원판이나 무거운 물체를 가슴 앞에 끌어안고 실시해 강도를 높일 수 있습니다.

발목과 정강이를 고정할 수 있는 '로만체어'라는 기구가 있다면 좀 더 쉽게 할 수도 있습니다.

쉬어가기
스쿼트 머신이 아니라 씨씨 스쿼트 벤치

한동안 온라인에서 소위 '스쿼트 머신'이라고 판매된 기구가 있습니다. 발목을 고정하고, 몸을 뒤로 젖힐 수 있게 만든 기구였죠. 홈쇼핑이나 각종 SNS 등에서 바이럴 마케팅이 난무하며 나름 한 시기를 풍미(?)한 기구였는데, 대부분의 운동기구들이 그렇듯 요즘은 인기가 좀 식었습니다.

그 기구의 진짜 이름은 씨씨 스쿼트 벤치Sissy Squat Bench입니다. 하체와 정강이를 고정하고 상체를 움직여 운동하는 기구를 통틀어 '로만 체어'라고 하는데, 그 한 종류이기도 하죠.

씨씨 스쿼트도 어쨌든 스쿼트이니 '스쿼트 머신'이라는 이름이 아주 틀렸다고 할 수는 없겠지만 '스쿼트를 할 수 있는 기구(?)'라는 마케팅은 오해의 여지가 있습니다. 스쿼트는 허벅지의 앞뒤 전체와 엉덩이, 허리까지 단련하는 전신 운동으로, 기구가 필요치 않습니다. 게다가 하체와 정강이를 고정하면 몸 후면의 사용을 제약해 정상적인 스쿼트를 구사할 수도 없습니다.

그런데도 당시 제품 광고에서는 '로만체어 스쿼트'라는 씨씨 스쿼트의 변형을 보여주면서 '탄력 있는 엉덩이를 만들어준다(?)'는 식으로 여성들에게 집중 어필했습니다.

그런데 앞서 설명했듯이, 씨씨 스쿼트, 로만체어 스쿼트는 엉덩이나 햄스트링은 배제하고 허벅지 앞면을 집중 단련하는 운동입니다. 하체운동을 아주 안 했을 때보다야 당연히 엉덩이가 나아졌을 테니 아주 틀린 말은 아니겠지만, 기본적으로 엉덩이가 아니라 허벅지 앞면 근육을 크고 굵게 하는 게 목적인 운동입니다. 날씬한 바디라인을 만들겠다는 여성보다는 무대에서 굵고 우람한 허벅지를 자랑해야 하는 전통 보디빌더에게 적당하죠.

구매자들이 이런 한계를 알고 샀을지, 무릎에 상당한 부담이 될 수도 있는 운동이라는 사실은 알고 구입했는지는 의문입니다.

운동기구는 의료기구가 아니다 보니 광고나 마케팅 등에 엄격한 규제를 적용받지 않습니다. 소위 유행하는 운동기구가 있다면 최소한 몇 년은 지켜보면서 계속 인기가 유지되고 마니아들도 즐겨하는 운동이 되는지를 확인하는 과정이 필요합니다.

IT 제품에서도 '베타테스터가 되지 마라'는 격언이 있습니다. 전자제품의 베타테스터는 돈만 날리고 끝나지만 운동기구의 베타테스터는 내 몸을 망가뜨릴 수도 있습니다. 최소한 운동기구에서는 '구관이 명관'이라는 격언이 만고의 진리입니다.

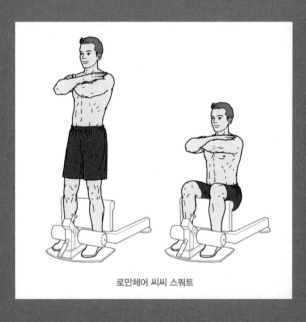

로만체어 씨씨 스쿼트

런지 계열

운동 성격	적합 레벨	주된 반복 수	표적 근육
복합성 운동	초급~상급	8~15회	하체 전반

하체운동에서 스쿼트와 쌍벽을 이룰 수 있는 유일한 운동이라면 런지가 있습니다. 런지Lunge의 사전적인 의미는 '찌르다'이고, 펜싱에서 칼을 내지른다는 의미에서 왔죠. 한 다리를 앞으로 내디디며 내려갔다가 올라오는 자세를 말합니다.

런지의 FM은 어원 그대로, 다리를 앞으로 내밀었다가 다시 복귀해서 똑바로 서는 '포워드 런지'를 말합니다. 하지만 피트니스 전반에서는 한쪽 다리를 내밀고, 나머지 다리를 뒤로 뺀 상태로 일어나는 운동을 통칭합니다.

스쿼트와 런지는 각각 대칭운동과 비대칭운동의 대표선수 격이지만 스쿼트 중에도 '스플릿 스쿼트Split Squat'라고 부르는 변형이 있습니다. 한쪽 다리를 내밀었다가 거둬들이는 것이 아니라, 내내 내민 상태로 일어났다가 앉기를 반복하는 방식을 말합니다. 때문에 현장에서는 스플릿 스쿼트도 그냥 런지 혹은 '제자리 런지(Stationary Lunge)'라고 부르곤 합니다.

많은 분들이 런지가 앞쪽 다리의 운동인지 뒤쪽 다리의 운동인지 헷갈리시는데, 단연코 앞으로 내민 다리를 운동하는 것입니다. 뒷다리는 넘어지지 않게 중심을 잡는 역할입니다.

❶ 준비자세 : 두 다리를 골반 넓이로 벌리고, 발끝은 11자 혹은 아주 약간만

벌리고 선다. 덤벨 등을 양손으로 쥐거나 가슴 앞에 끌어안는다. 맨몸으로 할 경우, 두 손은 옆구리를 짚거나 가슴에 X자로 모은다.

❷ (숨을 들이마시며) 한쪽 발을 정면으로 내밀어 디딘다. 내미는 발이 중간으로 쏠리면 양발이 일직선상에 놓여 좌우 중심을 잡기 어려워지니 주의한다.

❸ 앞발의 무릎은 직각으로, 뒷발 무릎은 바닥에 닿기 직전까지 엉덩이를 수직으로 낮춘다. 상체는 곧게 선 상태를 유지하며, 뒷다리는 최대한 힘을 뺀다. 상체를 숙이지 않도록 주의한다.

❹ (숨을 내쉬며) 엉덩이와 앞다리에 힘을 주어 수직으로 일어난 후, 앞발을 원위치로 되돌려 ❶의 자세로 돌아간다.

❺ 반대편 발을 반복해 양쪽을 모두 수행하면 1회가 된다.

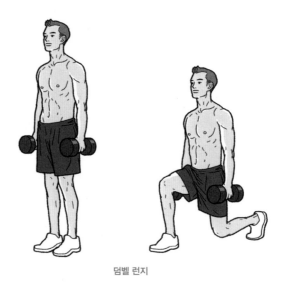

덤벨 런지

런지는 한쪽 다리를 운동하며 중심을 잡아야 하므로 균형을 잡는 안정근을 많이 씁니다. 또한 스쿼트에 비해 엉덩이와 햄스트링도 더 많이 씁니다. 스쿼트는 허벅지 앞면이 주도하는 운동이지만 런지는 하체의 앞뒤와 양옆 근육 전반을 다 쓰는 게 특징이죠.

우리의 일상이나 경기 스포츠에서도 두 다리를 함께 쓰는 동작보다는 걷기, 달리기, 밀기 등 한 다리를 위주로 쓰는 동작이 훨씬 많습니다. 때문에 런지가 더 실전적인 운동으로 꼽히기도 하죠. 체중만 쓰거나, 적은 중량물로도 스쿼트보다 강도 있는 운동을 수행할 수 있기 때문에 홈트에서 특히 이점이 많습니다.

홈트로 하체운동을 구성할 때는 스쿼트와 런지를 비슷한 비중으로 구성하기를 권장합니다. 런지는 밸런스가 많이 필요한 종목이기 때문에 고중량으로는 잘 실시하지 않으며, 8~15회 사이의 중간~저중량 수준으로 실시합니다.

런지에서 중량 추가하기

런지도 다른 근력운동들처럼 무게를 추가하는 방식으로 강도를 높이는 것이 가장 간편합니다. 덤벨처럼 양손에 들 수 있는 중량물이 있다면 양쪽에 하나씩 들고 하면 간단하고, 또한 중량물이 중심을 집는 무게 추 역할을 해 줘서 중심을 잡기도 쉬워집니다.

중량물이 한 개라면 보통은 가슴 앞에 받쳐 들고 실시합니다. 등 뒤에 지면 무게중심 때문에 상체가 앞으로 기울어야 하기 때문에 허벅지에만 자극이 집중되기 때문이죠.

런지에서도 오버헤드 스쿼트처럼 중량을 머리 위로 들면 난이도가 극강으로 높아지는데, 균형감과 실전 운동능력을 발전시키는 데에는 매우 유용합니다.

여러 버전의 런지들

런지는 자세를 바꾸는 방식으로도 난이도를 조절할 수 있습니다.

포워드 런지

기본이 되는 런지 방식으로 한쪽 다리를 앞으로 내밀면서 실시합니다. 다소 난이도가 있지만 균형감을 기르고 다양한 근육을 동원할 수 있기 때문에 신체 능력 강화를 목적으로 운동하는 경기종목 선수들에게 적합한 방식입니다.

백워드 런지

한쪽 다리를 뒤로 빼면서 실시합니다. 이 방식은 힘이 들어가는 앞쪽 다리가 계속 바닥을 디디고 있기 때문에 포워드 런지보다 쉽습니다. 미용 관점이라면 이 방식도 적합합니다.

슬라이딩 런지

포워드 런지나 백워드 런지에서는 움직이는 다리를 바닥에서 완전히 떼었다가 쿵 하고 목적 지점에 디디는 방식으로 합니다. 그와 달리, 바닥에서 발끝을 끌며 움직이는 방식이 슬라이딩 런지입니다. 관절에 부담이 없고, 중심을 잃을 위험이 적어서 난이도가 낮습니다. 미용 목적으로 운동을 하거나 고령자 또는 런지만 했다 하면 중심을 잃는 초보자에게 유용합니다.

제자리 런지

매 회마다 다리를 앞이나 뒤로 이동하는 대신, 다리를 앞뒤로 벌린 상태로 앉았다 일어나기를 반복하는 방식입니다. 한쪽을 횟수만큼 하고, 반대편 다리를 다시 횟수만큼 하면 한 세트입니다. 발을 내미는 과정이 없기 때문에 '스플릿 스쿼트'라고 부르기도 합니다. 보디빌더나 피트니스 분야에서는 이 방식을 많이 쓰는데, 다리를 옮기는 과정이 없어서 목표 근육에 집중하기가 쉽기 때문이죠.

이때 뒤쪽 다리를 벤치나 의자처럼 약간 높은 곳에 두면 앞쪽 다리에 무게가 집중되며 난이도가 더 높아지는데, 이를 '불가리안 스플릿 스쿼트'라고 합니다. 불가리안 스플릿 스쿼트는 맨몸으로도 강도가 높기 때문에 기구가 없는 홈트에서 유용합니다. 무릎 관절 보호를 위해 상체 직립을 유지하는 게 매우 중요한데, 맨몸으로 한다면 팔을 앞으로 내밀거나 X자로 팔짱을 끼고 합니다.

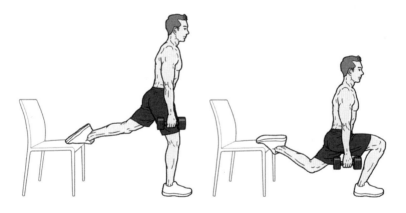

불가리안 스플릿 스쿼트

사이드 런지

보조하는 다리를 뒤쪽이 아니라 측면으로 뻗는 방식입니다. 보통의 런지와는 달리 허벅지 안쪽을 함께 단련할 수 있는 것이 특징입니다. 직립 자세에서 한쪽 다리를 옆으로 쭉 뻗어 디딘 후, 반대편 다리로 한 다리 스쿼트를 하고 직립 자세로 돌아옵니다. 한쪽만 목표 횟수를 채운 후 반대편을 같은 횟수로 해도 되고, 좌우를 번갈아 해도 됩니다.

이때 옆으로 내민 쪽 발은 발바닥 전체로 바닥을 디뎌야 합니다. 종종 발목을 곧게 편답시고 발바닥 바깥쪽을 바닥에서 떼서 발 안쪽으로만 디디는 경우가 있는데, 발목에 무리가 되는 잘못된 자세입니다. 이때도 무릎 방향과 발끝이 같은 쪽을 향해야 한다는 대원칙은 양쪽 다리 모두에서 지켜야 합니다.

사이드 런지는 넘어지지 않도록 보조하는 다리가 옆에 있기 때문에 앞뒤 중심을 잡기가 어렵습니다. 이때 상체를 앞으로 과도하게 기울이거나 무릎이 앞으로 너무 많이 쏠리면 무릎 관절에 부담이 됩니다. 이 때문에 팔을 앞으로 뻗거나, 가슴 앞에 모으고 해야 자세를 안정시키기에 유리합니다.

중량을 추가하고 싶다면 고블릿 스쿼트처럼 덤벨이나 케틀벨을 가

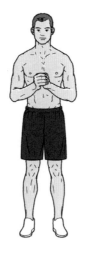
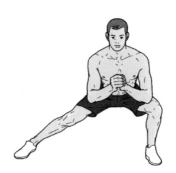

사이드 런지

슴 앞에 들거나, 스모 데드리프트처럼 다리 사이로 늘어뜨려 잡습니다. 고중량으로 실시하기는 어려우므로 대개 한쪽에 12~20회 정도의 고반복으로 실시합니다.

사이드 런지와 '코사크 스쿼트'를 혼동하기 쉬운데, 사이드 런지는 한쪽을 실시하고 직립 자세로 복귀한 후, 반대편으로 다리를 뻗어 양쪽을 반복합니다. 반면, 코사크 스쿼트는 과거에 '테트리스 춤'으로 유명했던 '코사크 댄스'처럼 쪼그린 상태에서 고관절을 이용해 상체만 좌우로 왔다 갔다 하는 운동을 말합니다.

워킹 런지

런지 동작을 하면서 전진하는 방식입니다. 큰 진동이나 소음 없이도 할 수 있고, 유산소운동과 근력운동을 병행할 수 있는 대표적인 컨디셔닝운동입니다. 맨손으로 할 수도 있고, 덤벨 등을 들고 할 수도 있지만 강도가 높으므로 처음에는 맨몸을 권합니다. 전진을 위한 공간이 필요하므로 집 안에서도 거실처럼 비교적 넓은 곳을 골라 왕복하며 실시합니다. 양 다리를 번갈아 완수하는 것을 1회로 보아 한 세트에 20~30회 이상 고반복으로 실시합니다.

❶ 준비자세 : 양손은 옆구리를 짚거나 가슴 앞에서 X자로 팔짱을 낀다. 두 발은 보통의 런지와 동일하게 골반 넓이로 좁게 벌려주고 발끝은 11자에 가깝게 선다.

❷ 한쪽 다리를 앞으로 내밀어 디디고, 엉덩이를 수직으로 내려준다. 여기까지는 일반적인 포워드 런지와 같다. 앞쪽 다리의 종아리는 지면과 수직을 이루며, 상체도 수직을 유지한다.

❸ 앞쪽 다리와 엉덩이에 힘을 주어 상체를 수직으로 올린다.

❹ 뒤쪽 다리를 앞으로 당겨 ❷에서처럼 앞을 디디고 엉덩이를 내린다. ❸을 반복하면서 전진한다.

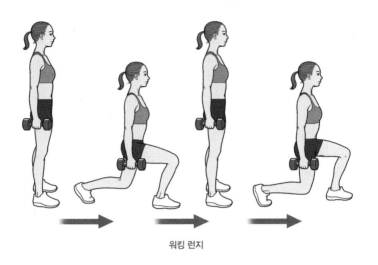

워킹 런지

점핑 런지

이 방식은 런지의 플라이오메트릭스 버전입니다. 일어설 때 두 다리가 모두 바닥에서 떨어지도록 폭발적으로 점프하면서 일어서 직립 자세로 되돌아옵니다.

초보자의 경우 맨몸을 권장하며, 한쪽 다리로 한 번 실시한 후, 일단 직립하고 반대편 다리로 바꾸어 실시합니다. 이보다 어렵게 하고 싶다면 그림처럼 직립 단계를 빼고 점프와 동시에 앞발, 뒷발의 위치를 단숨에 바꾸어 디딥니다.

점핑 런지는 중량이 없이도 고강도 런지를 실시할 수 있는 게 장점입니다. 좁은 공간에서도 가능하지만 진동과 충격이 있으므로 홈트에선 두꺼운 매트와 운동화 착용이 필수입니다. 무릎에 충격이 있으므로

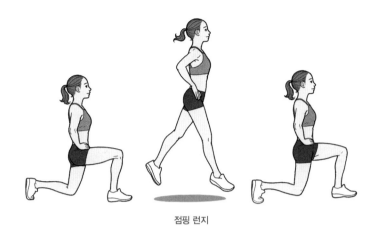

점핑 런지

비만인에게는 적당하지 않습니다. 세트당 10회 남짓의 중간 반복 수를 권장합니다.

힙 익스텐션 계열

운동 성격	적합 레벨	주된 반복 수	표적 근육
고립운동	초급~상급	8~20회	엉덩이, 햄스트링

앞서 언급한 스쿼트와 런지는 다리와 엉덩이를 모두 단련하는 운동이지만 스쿼트는 다리, 그 중에서도 앞면의 비중이 큽니다. 런지는 다리의 앞뒷면, 엉덩이의 비중이 비교적 고르게 분포되지만 엉덩이가 주된 목적인 분들에게는 2%, 아니 20%쯤 부족하죠.

많은 현대인들이 허벅지 근육을 쓰는 데는 익숙하지만 엉덩이 근육을 쓰는 데는 유독 서툴러서 다리와 엉덩이를 함께 쓰는 스쿼트나 런지 같은 운동에서도 다리만 쓰고 엉덩이에는 힘도 못 주곤 합니다. 엉덩이 근육을 동원하는 별도의 훈련이 필요한 게 이 때문이죠. 엉덩이 관절을 펴는(허벅지를 몸 뒤쪽으로 보내는) 고립운동을 통틀어 힙 익스텐션이라고 합니다.

힙 브릿지

홈트에서 손쉽게 수행할 수 있는 대표적인 엉덩이 운동으로 힙 브릿지 Hip Bridge가 있습니다. 아래는 가장 기본적인 방식입니다.

❶ 준비자세 : 무릎을 굽히고 바닥에 눕는다. 어깨를 젖혀 양 견갑골이 바닥에 단단히 닿도록 하고, 두 손은 밑으로 내려 손바닥으로 바닥을 짚는다. 다리는 11자가 되어도 되고, 약간 벌려도 무방하다.

❷ (숨을 내쉬며) 뒤꿈치에 체중을 싣고 엉덩이를 천천히 올려 몸이 일자로 펴지도록 한다. 엉덩이를 더 올리려고 배를 내밀며 허리를 활처럼 젖혀서는 안 된다. 무릎은 벌어지거나 모아지지 않고 원래 상태를 유지한다.

❸ 그 상태로 10초간 버틴 후 (숨을 들이마시며) ❶의 자세로 돌아온다. 세트당 10회 이상 반복한다.

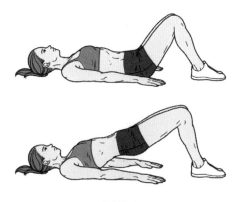

힙 브릿지

힙 브릿지는 언뜻 간단한 운동처럼 보이지만 조금만 자세가 틀려도 다른 부위를 쓰는 엉뚱한 운동이 되어 까다롭습니다.

발의 위치는 엉덩이가 올라갔을 때 무릎 관절이 직각이 되는 정도로 세팅합니다. 무릎이 너무 펴지면 엉덩이 대신 햄스트링이 긴장하고 쥐가 나기도 합니다. 반대로 무릎을 너무 많이 굽히면 허벅지 앞면과 무릎에 부담이 됩니다.

뒤꿈치가 아니고 발가락 쪽에 힘이 실리면 햄스트링이나 종아리 근육에 힘이 실리거나 쥐가 나기 쉽습니다.

올라가며 무릎이 모아져도 엉덩이 대신 햄스트링과 내전근이 관여하게 되어 엉덩이 단련 효과가 떨어집니다.

발의 간격은 원칙적으로는 11자가 좋지만 고관절과 무릎에서 불편함을 느끼기 쉬워서 어깨너비 정도로 벌려 실시하는 경우가 많습니다. 이때도 스쿼트처럼 무릎과 발끝이 같은 방향을 향해야 합니다. 11자로 한다면 발끝도 11자여야 하고, 무릎을 벌렸다면 발끝도 그에 맞춰 벌려야 합니다.

개구리 다리처럼 무릎만 벌리고 하는 경우도 있는데, 엉덩이에 힘을 주기는 좋지만 무릎과 고관절에 무리가 될 수 있습니다.

엉덩이에 더 힘을 주기 위해 '힙밴드'라는 전용 밴드를 무릎에 두르고 하기도 합니다. 공이나 빈 물통처럼 가벼운 물체를 무릎 사이에 끼고 하는 방법도 엉덩이에 집중하는 데에 도움이 됩니다. 엉덩이 근육을 유독 못 쓰는 사람들이 많으므로 운동 도중에도 엉덩이를 만져보며 힘이 잘 들어가고 있는지 확인합니다.

힙 브릿지가 익숙해지고 엉덩이 근육을 잘 쓸 수 있게 되면 강도를 높입니다. 아랫배 위에 중량을 올리거나, 한쪽 다리를 쳐들고 한쪽 다리만으로 실시하거나, 다리를 지면보다 높게 디디는 방식을 많이 씁니다. 이 중 두 가지 이상을 복합하기도 합니다.

바벨이나 덤벨 같은 무거운 중량물이 있다면 뒤에 다룰 힙 쓰러스트로 넘어가는 것도 좋습니다.

동작을 너무 빠르게 하거나, 충분한 워밍업 없이 갑자기 실시하면 햄스트링에 쥐가 나기 쉽습니다. 스쿼트 등 다른 하체운동 뒤, 후반부에 실시하기를 권장합니다.

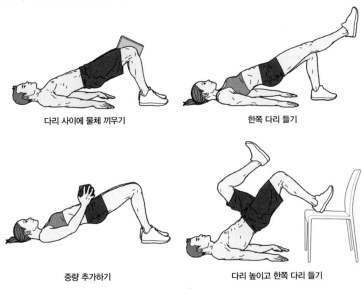

다리 사이에 물체 끼우기   한쪽 다리 들기

중량 추가하기   다리 높이고 한쪽 다리 들기

다양하게 변형한 힙 브릿지

힙 쓰러스트

힙 쓰러스트Hip Thrust는 크게 보면 힙 브릿지의 일종으로 묶을 수 있지만 엉덩이 운동에서 차지하는 중요성이 매우 높아 현장에서는 따로 언급하는 경우가 많습니다. 수많은 엉덩이 운동 중 가장 큰 자극을 줄 수 있기 때문이죠.

❶ 준비자세1 : 고정된 의자, 발판에 견갑골 밑의 우묵한 부분이 닿도록 기대어 앉는다. 고개는 허리와 일직선을 유지하도록 턱을 몸 쪽에 바싹 붙인다. 이중 턱이 되어도 좋다. 발은 어깨너비로 약간 넓게 벌려준다.

❷ 준비자세2 : 맨몸도 가능하지만 덤벨이나 바벨, 물통 등 중량을 추가하는 경우가 많다. 중량물은 골반 위에 놓는다. 골반 돌출 부위(장골이나 치골)를 눌러 통증이 온다면 조각매트 등을 밑에 깐다. 견갑골을 후인해 벤치나 등받이에 단단히 지지되도록 한다. 허리를 곧게 펴고 운동 내내 유지한다.

❸ (숨을 일부 내쉬며) 몸을 편 상태로 뒤꿈치에 체중을 싣고 엉덩이를 올려 무릎까지 일자로 곧게 펴지도록 한다. 정강이는 수직, 무릎은 직각이 되며 벌어지거나 모아지면 안 된다.

❹ 1~2초 버틴 후, (숨을 일부 들이마시며) 상체를 기울여 천천히 엉덩이를 내린다. 엉덩이가 바닥에 닿기 직전 정지하고 숨을 내쉬며 ❸을 반복한다. 세트당 6~15회 반복한다.

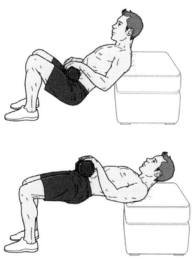

덤벨 힙 쓰러스트

힙 쓰러스트를 하려면 벤치나 비교적 높은 스텝박스 등 고정된 곳이 필요합니다. 높이는 자리에 앉아 뒤로 기댔을 때 견갑골 바로 밑을 받쳐줄 정도면 적당한데, 섰을 때는 정강이 윗부분 높이쯤 되죠. 가정용품 중에서 보기가 다소 애매한 높이인데, 낮은 의자나 보조의자, 발걸이 등을 찾아봅니다. 운동할 때 기구가 뒤로 밀리기 쉽기 때문에 가벼운 물체라면 벽에 기대 밀리지 않게 조치해야 합니다.

힙 쓰러스트가 힙 브릿지와 가장 크게 다른 점은 가동 범위와 중량입니다. 힙 브릿지에 비해 가동 범위가 길어 엉덩이가 더 많이 자극됩니다. 다리를 힙 브릿지에서처럼 11자로 하기보다는 어깨너비로 약간 벌려주는 편이 긴 가동 범위를 움직이기에 유리합니다. 발끝이 무릎과 같은 방향을 향해야 한다는 룰도 당연히 지켜야죠.

골반에 중량물을 싣기도 쉽습니다. 힙 브릿지에서는 상단에서 몸이 경사지고 머리가 낮은 곳에 위치하기 때문에 골반에 무거운 것을 얹으면 손으로 받쳐야 합니다. 결국 무게의 상당 부분을 팔이 지지하게 되어 정작 엉덩이를 자극하는 데에는 효과가 반감됩니다.

단점은 힙 브릿지보다 엉덩이에 집중하기 어렵고, 다리나 허리를 쓰기 쉽다는 점입니다. 제대로 할 수만 있다면 엉덩이에 엄청난 자극을 줄 수 있지만, 상당수 초보자들에게는 힙 브릿지만도 못할 공산이 큽니다.

가장 흔한 실수는 엉덩이가 아니라 허리로 무게를 드는 것인데, 하단에서 허리를 크게 휘며 골반만 뒤로 젖혔다가, 허리를 펴면서 골반을 앞으로 내미는 동작이죠. 고개와 가슴은 여전히 똑같이 위를 향한 상태에서 '배꼽 주변만 앞뒤로 민망하게(?) 움직이기'가 됩니다. 허벅지와 장요근 같은 허리 근육을 쓰게 되므로 엉덩이에는 소식이 없고 요통이 오기도 쉽죠.

때문에 처음에는 힙 브릿지로 몸통을 곧게 펴고 엉덩이에 힘을 주는 기본을 연습하고, 익숙해진 후에 힙 쓰러스트를 권장합니다.

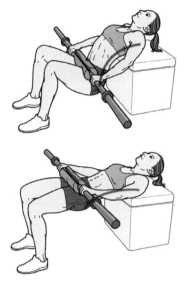

엉덩이 대신 허리만 뒤로 젖혔다 펴는 잘못된 힙 쓰러스트 자세

힙 쓰러스트는 가동 범위가 길고, 주로 중량을 가해서 실시하기 때문에 수축 상태로 장시간 버티는 동작은 하지 않습니다. 1~2초만 버틴 후 내려갑니다.

덩키킥

힙 브릿지가 누워서 하는 엉덩이 운동이라면 덩키킥Donkey Kick은 서거나 엎드려서 하는 엉덩이 운동입니다. 헬스장에서는 케이블 머신이나 레그 익스텐션 기구를 이용해 서서도 실시하지만 가정에서는 주로 엎드린 버전을 하게 되죠. 무릎과 두 손을 짚고 바닥에 엎드린 후, 한쪽 무릎을 뒤로 올리는 동작입니다. 선 자세에서 상체를 앞으로 숙여 의자 등을 짚고 실시하기도 합니다.

이때 무조건 발을 높이 올린다고 좋은 게 아닙니다. 모든 힙 익스텐션 운동이 그렇듯 이 운동에서도 허리가 일직선을 유지해야 하죠. 따라서 허리가 뒤로 젖혀지지 않을 정도까지만 올립니다. 대부분의 사람들은 허벅지가 수평이 되기 이전에 한계에 닿는데, 그보다 무리해서 무릎을 위로 올리려 하면 엉덩이 힘을 쓰는 대신 그림처럼 허리가 둥글게 젖혀지는 잘못된 동작이 나옵니다.

맨몸으로 하는 만큼 횟수는 양쪽 각각 12~20회 이상으로 설정하며, 3~4세트 정도면 충분합니다. 모래주머니 등의 기구가 있다면 발목에 차고 하면 강도를 높일 수 있습니다.

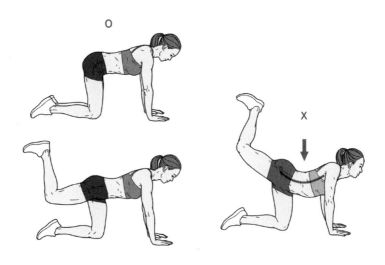

덩키킥의 올바른 자세(왼쪽)와 잘못된 자세(오른쪽)

굿모닝 엑서사이즈

운동 성격	적합 레벨	주된 반복 수	표적 근육
복합성 운동	중급~상급	10~20회	둔근, 햄스트링, 척추기립근

굿모닝 엑서사이즈는 아침 인사하는 자세와 비슷하다고 해서 붙은 이름입니다. 이름은 딴판이지만 역학적으로는 루마니안 데드리프트에서 광배근을 뺀 버전이라고 볼 수 있습니다.

코어 뒷면을 고루 쓰는 운동이기 때문에 허리 운동으로 분류할 수 있고, 무릎을 굽히고 엉덩이를 뒤로 많이 빼면 엉덩이와 햄스트링 훈련으로도 유용합니다. 이 책에서는 하체와 엉덩이를 함께 쓰는 버전으로 설명합니다.

바벨을 쓰는 굿모닝 엑서사이즈에서는 어깨 꼭대기에 걸면 목에 부담이 실리므로 그보다 낮은 곳에 걸어야 합니다. 어깨를 뒤로 젖히고 등 위쪽을 만져보면 제일 위쪽에 상부 승모근이 있고 그 밑의 견갑골 높이에 중간 승모근이 두 층으로 있는데 그 사이의 우묵한 자리에 끼우면 됩니다. 로우바 스쿼트에서 바벨을 견착하는 위치와 같죠.

한편 덤벨이나 케틀벨을 쓴다면 손으로 잡고 양 어깨에 걸치거나 그림처럼 가슴 앞에 끌어안고 실시합니다.

일단 기구의 위치를 잡았다면 허리를 곧게 편 상태로, 엉덩이를 뒤로 빼면서 몸을 앞으로 숙였다가 잠시 정지하고 다시 올라옵니다. 루마니안 데드리프트에서처럼 엉덩이만 빼고, 무릎은 원래 위치를 유지하므로 종아리도 수직을 유지합니다.

굿모닝 엑서사이즈는 낮은 중량으로 천천히 합니다. 이 운동은 무겁게 들수록 얼마 못 내려가고, 가볍게 들수록 더 깊이 내려갈 수 있는데, 깊이 내려가는 만큼 모멘트암이 길어지며 엉덩이와 햄스트링에도 더 강한 자극이 되니 무게에 욕심을 내지 않습니다.

허리가 좋지 않은 분들은 의자에 앉아 앞으로 숙이는 방식으로 실시하기도 합니다.

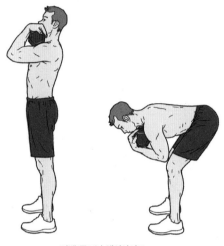

덤벨 굿모닝 엑서사이즈

햄스트링 컬

운동 성격	적합 레벨	주된 반복 수	표적 근육
고립운동	중급~상급	10~12회	햄스트링, 비복근

햄스트링 컬, 레그 컬은 헬스장에서 실시하는 '머신 레그 컬'을 홈트 버전으로 옮겨온 운동입니다. 이름 그대로 허벅지 뒤쪽 근육을 집중 단련하는 고립운동이죠. 햄스트링 근육은 무리해서 힘을 쓰면 쥐가 잘

나기 때문에 이 운동은 다른 메인 하체운동을 충분히 실시하고 몸이 충분히 풀린 후반부에 실시합니다.

기구 없이 할 수 있는 대표적인 햄스트링 컬로는 닐링 레그 컬(러시안 레그 컬)이 있는데, 보조자나 발을 고정할 기구가 필요하기 때문에 집에서 혼자 하기는 무리가 따릅니다. 홈트로 혼자 할 때는 짐볼이나 TRX, 슬라이딩 패드나 미끄러운 수건 등을 이용해 누워서 실시하는 방식으로 합니다.

바닥에 누워 무릎을 90도로 접고, 몸을 곧게 펴서 짐볼이나 TRX, 슬라이딩 패드나 수건 등에 뒤꿈치를 싣습니다. 이 준비자세는 힙 브릿지와 같습니다. 그 상태에서 무릎이 일자가 되기 직전까지 천천히 펴고 정지한 후, 다시 뒤꿈치를 당겨 무릎을 90도로 굽히고 원래 자세로 돌아갑니다.

원칙적으로는 동작 내내 어깨에서 무릎까지 곧게 유지해야 내 체중이 햄스트링을 단련하는 데 온전히 다 쓰입니다. 하지만 햄스트링의 근력이 부족하다면 한동안은 엉덩이를 살짝 띄우기만 한 상태로 뒤꿈치만 멀리 밀었다가 당기기를 반복하며 기초 근력을 단련해도 됩니다.

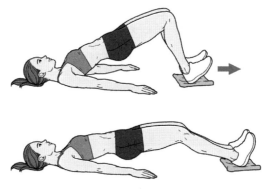

수건을 이용한 햄스트링 컬

카프 레이즈 ▬▬▬▬▬▬

운동 성격	적합 레벨	주된 반복 수	표적 근육
고립운동	중급~상급	다양	비복근, 가자미근

카프 레이즈Calf-Raise는 종아리를 단련하는 대표적인 운동이면서 딱히 기구도 필요치 않고, 소음 걱정도 없어 집에서 하기도 용이합니다.

다만 종아리를 굵고 강하게 하는 운동이다 보니, 유전적으로 종아리가 굵은 사람이 많은 한국인 사이에서는 효용이 다소 떨어지는 편입니다. 일부에서는 이 운동을 종아리를 가늘게 하는 미용 운동이라 잘못 언급하는 일도 많으니 주의합니다.

어쨌든 빈도는 많지 않지만 종아리를 굵게 발달시키고 싶거나, 발목 강화를 원하는 사람에게는 분명 유용한 운동입니다.

카프 레이즈는 뒤꿈치를 까치발로 들어 올리는 단순한 동작입니다. 종아리 근육은 평소에도 걸을 때와 서 있을 때 많이 쓰는 근육이라 지구력과 회복력이 매우 강합니다. 발달 자체도 굉장히 더딘 편이라 처음부터 세트당 횟수를 정해놓고 운동해서는 발전을 보기 어렵습니다. 이 운동은 매 세트 더는 못 할 때까지 끝장을 내도록 실시해야 합니다.

아래의 설명은 기본이 되는 스탠딩 카프 레이즈입니다.

❶ 준비자세 : 두꺼운 책이나 스텝박스 등 단단한 물체를 바닥에 놓은 후, 발 앞부분을 그 위에 디디고 똑바로 선다. 가까운 계단에서 실시해도 좋다. 뒤 꿈치는 밑으로 내려 종아리 뒤쪽 근육이 최대한 늘어나게 한다. 중심을 잡기 어렵다면 벽 등을 짚어도 된다.

❷ 종아리에 힘을 주며 천천히 당겨서 최대한 높게 까치발을 한다. 잠시 정지한 후, 천천히 ❶의 상태로 내려간다.

❸ 발목을 도저히 올릴 수 없을 때까지 반복 실시한다.

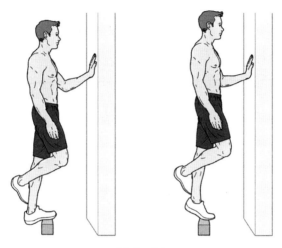

스탠딩 카프 레이즈

카프 레이즈에서 관건은 '종아리 근육이 항복할 때까지 실시'하는 겁니다. 비만인이나 초보자라면 10~20회 정도에 항복하겠지만 고도로 숙련된 사람이나 마른 사람들은 한나절을 해도 그 지경에 닿기 힘들 수 있습니다. 이런 경우는 강도를 높여야 합니다.

- 한 다리를 들고 한 다리만으로 하기
- 양손에 덤벨 등 무게를 들고 하기, 아이를 무등 태우고 하기
- 발목만으로 제자리 점프하기

카프 레이즈의 목표 근육은 크게 두 개인데, 하나는 소위 '알'인 비복근

입니다. 종아리 윗부분에서 눈에 딱 띄는 두 덩어리의 근육이죠. 위에서 설명한 '스탠딩 카프 레이즈'는 이 비복근을 집중 단련하는 운동입니다.

한편, 비복근보다 안쪽에는 이름과 실제 모양이 잘 어울리는, 넓적한 '가자미근'이 발목 가까이까지 길게 내려와 있습니다. 가자미근은 종아리를 위부터 아래까지 전반적으로 굵게 만드는데, 무릎을 폈을 때보다 굽혔을 때 많이 관여합니다. 따라서 굿모닝 자세처럼 상체를 숙이고 엉덩이만 뒤로 뺀 상태에서 카프 레이즈를 하면 가자미근을 더 많이 자극할 수 있습니다.

코어'라는 표현이 일부에게는 생소할 수 있지만 간단히 말해 배꼽을 중심으로 한 몸의 중심부를 뜻합니다. 몸 앞쪽으로는 정면의 복직근, 그 양옆의 복사근이 있고, 뒤쪽으로는 척추기립근 같은 허리 근육, 여기에 장요근이나 복횡근, 척추를 잡아주는 미세한 속근육 무리도 있습니다. 엉덩이 근육도 큰 차원에서 코어 근육으로 보기도 합니다.

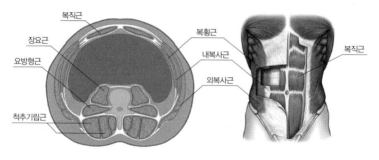

코어 근육

코어 훈련은 미용적 의미도 있지만 기본적으로는 몸통 전반의 지지력을 단련하는 운동입니다. 스쿼트나 푸시업을 할 때도, 일상에서 무거운 물건을 들 때도 코어가 강하지 않으면 몸통을 곧게 유지하지 못하고, 허리디스크 등 근골격 문제도 빈발하게 됩니다.

많은 사람들이 '식스팩', 정확히는 복직근이 얼마나 잘 보이는지에만 신경을 쓰지만 사실 복근은 근육 발달보다는 체지방을 얼마나 줄였

느냐에 좌우됩니다. SNS에 공개해 자랑할 게 아니라면, 바닷가나 공중목욕탕에서 다 벗고 자랑할 게 아니라면 남들 앞에서 과시하기도 어렵습니다. 몸의 큰 윤곽보다는 복근이 잘 보이는지에만 몰두해 체지방만 빼다가 정작 옷을 입었을 때는 '그냥 마른 사람' 수준을 못 벗어나는 참사도 자주 일어나죠.

따라서 코어 훈련이라는 큰 틀에서 접근하고, 복근은 그 과정에서 자연스럽게 발달하는 근육으로 봐야 합니다. 코어에 연관된 운동들은 아래와 같습니다.

- 코어 후면의 전반적인 운동 – 백 익스텐션 계열
- 복직근·복사근 위주의 운동 – 싯업, 크런치, 레그 레이즈, 파이크 계열
- 코어의 전반적인 지지력 운동 – 플랭크, 할로우바디 홀드, 롤아웃

권장하는 구성

코어 운동은 본인의 목적에 따라 구성법의 차이가 큽니다.

미용 목적으로 운동하는 경우, 복직근·복사근 위주의 운동을 주당 3세션, 매 세션마다 4세트 이상 하고, 여기에 코어의 전반적인 지지력 운동을 주당 2세션 이상, 매 세션마다 3세트 이상 합니다.

스트렝스나 경기종목 등 다른 트레이닝을 위해 코어의 기능적인 면을 단련하고자한다면 코어의 지지력 운동과 백 익스텐션을 각각 주당 3세션 이상, 매 세션마다 4세트 이상 합니다. 복근만 단련하는 운동은 주당 1~2세션 추가할 수 있지만 필수는 아닙니다.

맨몸운동에 주력하려는 중상급자라면 할로우바디 홀드 또는 이 책에서 다루지 않

은 L싯 등 고난도 코어 운동을 주당 3세션 이상, 매 세션 5세트 이상 실시합니다. 척추 등에 문제가 있어서 강화하는 목적으로 운동한다면 백 익스텐션 계열과 플랭크 계열을 주당 2~3세션, 매 세션마다 3세트 이상 실시합니다. 단, 이미 회복 단계이고, 운동이 가능하다고 전문가의 진단을 받은 경우에 한합니다.

백 익스텐션 계열

운동 성격	적합 레벨	주된 반복 수	표적 근육
복합성 운동	초급~상급	15~30초 이상	척추기립근, 둔근, 햄스트링

백 익스텐션은 이름 그대로 허리 뒤편 근육을 수축시키는 운동들을 통칭합니다. 헬스장 등에서 기구로 실시하는 백 익스텐션은 허리를 굽혔다가 다시 펴는 운동이지만 홈트에서의 백 익스텐션은 허리 뒤쪽 근육 전반에 힘을 주어 조인 상태로 버티는 방식으로 실시하죠. 척추기립근을 중심으로 엉덩이나 햄스트링, 등 상부 같은 몸의 후면 전반을 단련합니다.

백 익스텐션 계열 운동들은 운동 초보자나 허리가 좋지 않은 분들이 허리를 강화하는 기초 훈련으로 활용합니다. 단, 부상을 입고 아픈 상태에서 해서는 안 되며, 증세가 안정되고 운동이 가능하다는 의사의 진단을 받은 후에 실시해야 합니다. 운동 도중 통증이 느껴지면 즉시 중단해야 하죠.

척추기립근은 가슴이나 하체 근육처럼 적극적으로 빠르게 움직이는 근육이 아니라 수동적으로 버티는 역할의 근육입니다. 따라서 백 익스텐션 계열 운동도 급하고 빠르게 해서는 안 되며, 느린 동작으로 시작해 정해진 시간 동안 버티는 동작에 집중합니다.

슈퍼맨

기구 없이 할 수 있는 대표적인 백 익스텐션 운동입니다. 슈퍼맨이 날아갈 때의 자세와 비슷하다고 해서 붙은 이름이라 잊을 일은 없죠.

바닥에 엎드린 상태에서 팔을 앞으로 내밀고 명치보다 위쪽과 허벅지 아래를 공중에 살짝 띄웠다가 5~10초간 버티고 내려옵니다. 버티는 자세를 10회 정도 반복하면 한 세트가 완료됩니다.

상·하체 모두를 올리는 자세가 어렵다면 상체만 드는 자세로 시작합니다. 고개는 위로 쳐들거나 숙이지 않고 척추와 같은 방향을 유지합니다.

흔히 저지르는 실수는 몸통과 허벅지를 바닥에 찰싹 붙인 채로 팔과 무릎 아래만 위로 쳐드는 반쪽짜리 슈퍼맨입니다. 이렇게 되면 허리를 수축시키는 게 아니라 엎드려서 손과 발을 쳐드는 동작이 되죠.

또 하나의 실수는 이와는 반대로 팔과 다리를 아등바등하며 과도하게 높이 쳐드는 것인데, 허리에 무리가 가는 나쁜 동작이 됩니다. 명치보다 위쪽과 다리를 바닥에서 살짝 떼기만 해도 충분하니 무리해서 높이 올릴 필요는 없습니다.

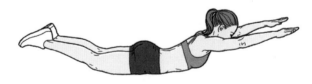

슈퍼맨

프론 코브라

백 익스텐션의 또 한 가지 형태로, 팔을 앞으로 내미는 게 아니라 옆이나 45도 측면으로 벌려서 버티는 방식입니다. 슈퍼맨이 말 그대로 하늘을 나는 슈퍼맨이라면, 이건 윙슈트를 입고 나는 자세와 흡사합니다.

가슴을 내밀어서 견갑골을 뒤로 젖힌 후, 아래쪽으로 꽉 내리고, (후인-하강) 팔은 측면 혹은 45도 밑으로 쭉 벌려 줍니다. 고개는 척추와 같은 방향을 향해야 하고, 과도하게 쳐들거나 숙이지 않습니다.

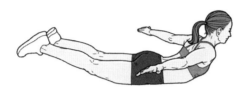

프론 코브라

이 동작은 허리뿐 아니라 등 상부도 함께 단련하는데, 목을 앞으로 내민 거북목, 어깨가 앞으로 말려 있는 '라운드 숄더'를 교정하는 운동으로도 유용하게 쓰입니다.

싯업과 크런치 계열

운동 성격	적합 레벨	주된 반복 수	표적 근육
복합/고립운동	초급~상급	고반복	복직근, 복사근

싯업, 즉 윗몸일으키기는 대중적인 복근운동이고, 대부분의 사람들이 이미 해본 운동일 겁니다. 경찰공무원이나 체대입시 등 많은 체력 테

스트에 포함된 종목이기도 하죠. 한편으로는 유용성 여부를 놓고 논란
도 많습니다.

❶ 준비자세 : 무릎을 세우고 바닥에 눕는다. 양손은 귀 옆이나 머리 뒤쪽에
  둔다.

❷ (숨을 내쉬면서) 몸을 앞으로 둥글게 말아 상체를 세운다. 어깨가 먼저 바닥
  에서 떨어지고, 뒤이어 상체를 세운다. 고개만 바싹 쳐들어서는 안 되며, 고
  개 방향은 몸통과 일직선을 이룬다.

❸ (숨을 들이마시며) 역순으로 내려간다. 허리가 먼저 바닥에 닿고 어깨 뒤가
  다음에 닿는다.

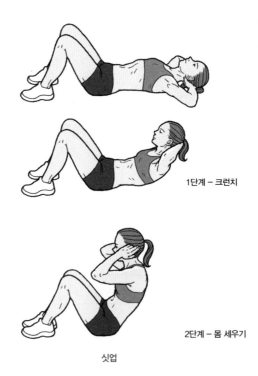

1단계 – 크런치

2단계 – 몸 세우기

싯업

싯업이 과연 일반인에게 필요할까?

싯업은 식스팩을 만드는 복근운동이라기보다는 코어를 앞으로 구부리는 능력 전반을 단련하는 운동입니다. 처음 몸을 말아 올릴 때는 복근이 쓰이지만 몸을 완전히 세우는 과정에서는 허벅지의 대퇴직근, 골반의 장요근 등 허리 근육이 쓰입니다. 이 과정에서 허리에 무리가 가는 것도 사실이지만 경기력이나 근력을 중시하는 운동선수나 군인 등에게는 중요한 신체 기능이기도 하죠. 즉 잘 쓰면 명약이고, 못 쓰면 독입니다. 그렇게 보면 체력검정을 볼 일 없는 일반인이 굳이 할 필요가 없는 것도 사실입니다.

싯업 대신 크런치?

싯업의 안전성과 유용성 논란이 끊이지 않다 보니 대신 등장하는 운동이 크런치입니다. 크런치는 싯업에서 장요근과 대퇴직근이 동원되는 후반부를 생략하고, 바닥에서 어깨를 떼는, 딱 복근을 쓰는 부분까지만 수행합니다. 어깨가 바닥에서 떨어진 상태로 1~2초 버틴 후 천천히 내려옵니다. 허리 뒤쪽은 바닥에 내내 붙어 있어야 합니다. 처음부터 횟

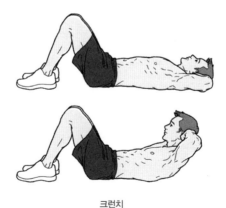

크런치

수를 정하기보다는 복근에서 '타는 느낌(펌)'이 오는 한계치까지 수행합니다.

싯업과 크런치에서 흔한 실수

크런치와 싯업에서 공통적으로 나오는 잘못된 자세 세 가지가 있습니다.

첫째로, 어깨는 떼기도 전에 고개부터 위로 바싹 추켜드는 것이죠. 싯업이나 크런치를 하고 난 뒤 목이 뻑뻑하고 아프다면 본인은 의식을 못 했어도 이렇게 했을 공산이 큽니다.

둘째는 바닥에서 배를 획 추켜올렸다가 힘을 팍 주며 올라가는, 소위 '배치기'입니다. 복근 힘이 부족하니 허리 힘을 이용해서 올라가려는 치팅인데 시험 등에서 횟수를 늘리려는 변칙으로는 유용할지 몰라도 근육을 단련하는 효과는 갉아먹습니다.

셋째로, 허리를 막대처럼 꼿꼿하게 세우고 일어나려는 사람도 있습니다. 실제로 이렇게 일어나려면 정자세보다 더 힘든데, 근육과 코어를 제대로 사용하지 못하고 힘만으로 밀어붙이는 초보 단계에서 더 많이 보입니다. 젊고 멀쩡한 사람이 크런치나 싯업을 단 한 개도 못 한다고 투덜댄다면 십중팔구 이 경우죠.

싯업이나 크런치 모두 몸 윗부분부터 카펫을 말듯이 배를 앞으로 동그랗게 말며 일어나야 합니다. 허리를 꼿꼿하게 편 상태로 일어나거나, 허리 뒤쪽이 바닥에서 들떠 '아치'가 생기면 복근 대신 대퇴직근과 허리 안쪽 근육이 동원됩니다. 이 원칙은 싯업과 크런치는 물론이고 뒤에 나올 레그 레이즈 같은 다른 복근운동에도 모두 적용됩니다.

동작 내내 숨을 꾹 참는 것도 흔히 나오는 잘못입니다. 복근은 호흡과 연관이 깊기 때문에 복근에 힘을 주어 몸을 말아 올릴 때는 꼭 숨을 내쉬어야 합니다. 힘을 줄 때는 내쉬고, 힘을 뺄 때는 들이마시는 원칙이 복근운동에서는 엄격히 적용됩니다.

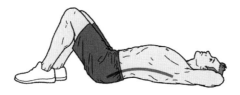

허리 뒤가 들뜨거나 상체를 꼿꼿이 편 채 실시하기

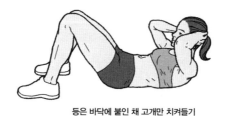

등은 바닥에 붙인 채 고개만 치켜들기

잘못된 싯업과 크런치 자세

싯업과 크런치 난이도 조절하기

싯업과 크런치도 기본적으로 맨몸운동이다 보니 강도보다는 횟수로 승부를 보려는 경우가 많습니다. 하지만 다른 모든 근력운동처럼 횟수만 늘리기보다는 일정 수준에 다다르면 강도를 높이는 변형으로 바꾸는 게 좋습니다.

팔을 몸 앞쪽으로 두면 쉬워집니다. 고개부터 쳐드는 습관이 있다면 손을 머리 뒤에 두기보다 가슴 앞에 팔을 X자로 교차하고 실시하면 어느 정도 예방할 수 있습니다.

두꺼운 책이나 원판 등을 가슴에 안거나 머리 뒤에 놓고 실시하는 중량싯업, 중량 크런치로 강도를 높일 수 있습니다. 다만 허리 부담이 크므로 일반인에게는 권하지 않으며, 이미 허리가 충분히 강한 운동선수 등 일부 특수한 직군에 한정합니다.

발을 어딘가에 고정하면 하체와 허리 근육이 더 관여하면서 복근에 가해지는 강도는 낮아집니다. 발이 자유로운 상태에서 해야 복근이 더 많이 관여합니다. 복근을 제대로 운동하고 싶다면 애꿎은 가족, 친구한테 발 잡아달라고 하지 마세요.

발을 의자처럼 높은 곳에 올리면 하체가 관여하지 않는 순수한 복근

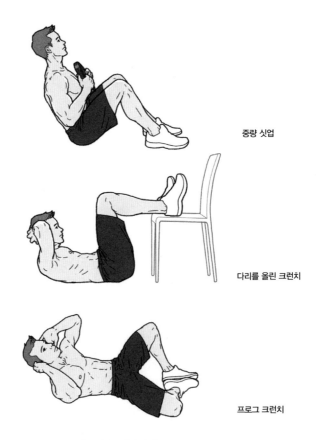

중량 싯업

다리를 올린 크런치

프로그 크런치

여러 가지 크런치 자세

운동이 되면서 어려워집니다. 개구리 다리처럼 무릎을 양옆으로 벌리고 실시하는 프로그 크런치도 하체가 관여하지 않게 되면서 복근을 더 강하게 자극합니다.

옆구리를 단련하는 방법

싯업이나 크런치 모두 기본적으로 복직근과 복사근을 함께 단련합니다. 하지만 옆구리를 좀더 강조하고 싶다면 '몸을 비트는' 방식의 변형 싯업이나 크런치를 실시하기도 합니다.

대표적인 방법은 트위스트 싯업(크런치)입니다. 싯업 방식으로 실시한다면 한쪽 팔꿈치로 반대편 허벅지나 무릎을 터치하고, 다음에 반대편에서 같은 동작을 수행하면 1회로 봅니다.

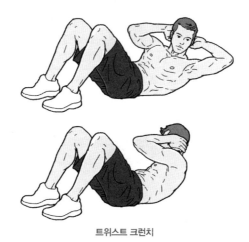

트위스트 크런치

크런치 방식으로 실시한다면 몸을 옆으로 비틀며 말아 올려서 양쪽 어깨가 모두 바닥에서 떨어지면 됩니다. 한쪽을 실시하고, 반대편까지 실시하면 1회가 됩니다.

바이시클 매뉴버(바이시클 크런치) 방식은 트위스트 크런치에 하체 동작을 더한 가중형입니다. 두 다리를 공중에 띄운 상태로 시작합니다. 상체는 트위스트 크런치처럼 한쪽 어깨를 반대편으로 말아올리고, 하체는 반대편 무릎을 명치 쪽으로 끌어올립니다. 명치 위에서 대각선 방향의 팔꿈치와 무릎이 닿게 합니다. 이때 양쪽 발끝 모두가 내내 공중에 떠 있어야 하죠. 다시 원래 상태로 돌아간 후, 반대편을 반복하면 1회가 됩니다.

바이시클 매뉴버는 도구 없이 복근과 코어 전반을 모두 단련하기에 좋은 운동이지만, 난이도가 높고 허리에 다소 부담이 되기 때문에 허리가 튼튼하고 싯업과 크런치가 익숙한 경력자에게 권장합니다.

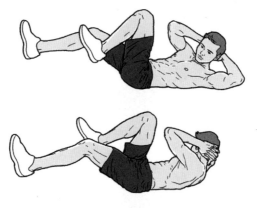

바이시클 매뉴버

레그 레이즈

운동 성격	적합 레벨	주된 반복 수	표적 근육
고립운동	초급~상급	8회 이상	복직근, 복사근

복근을 단련하려면 몸을 앞으로 말아야 합니다. 그러려면 상체 쪽에서 말아 올릴 수도 있고, 하체 쪽에서 말아 올릴 수도 있죠. 전자가 싯업과 크런치라면 후자가 레그 레이즈입니다.

레그 레이즈는 과거에는 누워서 다리를 쭉 펴고 들어올리는 '라잉 레그 레이즈'로 알려졌는데, 최근에는 이 방식으로는 하지 않습니다. 왜냐하면 복근의 아랫부분은 골반과 이어져 있지 다리와는 이어져 있지 않거든요.

라잉 레그 레이즈에서 다리를 올릴 때 쓰는 근육은 복근이 아니고 허벅지 앞 근육입니다. 그런데도 많은 사람들이 이 운동을 복근운동이라 여기는 건 이후에 배가 당기는 느낌이 유독 심하기 때문이죠. 사실 이때 복근이 당기는 건 다리를 올릴 수 있도록 골반을 버텨주는 보조적인 역할을 했기 때문인데, 근육은 버티는 동작(등척성) 후 유독 근육통을 심하게 느낍니다. 근육이 적극적으로 수축하는 동작은 강도와 효과 모두 높지만 근육통은 도리어 적습니다. 즉 근육통과 운동 강도, 효과가 비례하지는 않습니다.

라잉 레그 레이즈는 허리 하부에도 큰 부담이 됩니다. 싯업은 나름 복근을 강화하는 효과는 있지만 이건 효과도 적으면서 부담만 됩니다. 다리(Leg)를 올리는(Raise) 동작이 복근에 실질적인 자극이 되려면 엉덩이를 말아 올리는 동작이어야 합니다. 그래서 최근의 레그 레이즈는 아래의 두 가지 방식으로 실시합니다.

리버스 크런치

이 동작은 언뜻 보아서는 라잉 레그 레이즈와 혼동하기 쉽습니다. 이 운동은 다리를 올리는 게 아니고 '엉덩이를 말아 올리는' 동작입니다.

이름처럼 크런치에서 상체와 하체를 뒤바꿨다고 생각하면 됩니다. 크런치에서는 어깨를 바닥에서 떼듯이, 여기서는 엉덩이를 바닥에서 떼어 말아 올립니다.

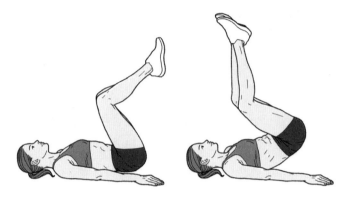

리버스 크런치

이 운동에선 다리의 고관절은 움직이지 않습니다. 다리의 역할은 엉덩이를 올리는 무게를 가해 더 힘들게 하는 정도입니다. 다리를 곧게 펴거나 밑으로 뻗을수록 모멘트암이 길어져 힘들어지죠. 매트를 빼면 도구가 필요 없기 때문에 집에서 실시하기 좋으며, 다리를 이용해 강도를 조절하기도 쉽습니다.

크런치를 실시하듯 천천히 올려서 1초 정도 정지해 자극을 주고, 다시 내려오는 동작을 반복합니다. 허리에는 부담이 되기 때문에 허리 질환이 있는 분들께는 권하지 않습니다.

버티컬 레그 레이즈
버티컬Vertical(세로) 레그 레이즈는 이름 그대로 몸을 세운 상태에서 실시하는 레그 레이즈입니다.

치닝디핑 등에 달린 딥스 손잡이나 평행봉을 이용해 주로 실시하고, 힘이 좋거나 몸이 가벼운 상급자는 철봉에 매달려 '행잉Hanging 방식'으로 하기도 합니다. 치닝디핑 아니면 최소한 철봉이라도 있어야 가능하죠. 초보자에게는 권하기 어렵고, 코어의 힘이 일정 수준 단련된 중급자 이상에게 권장합니다.

이 운동은 다리를 곧게 펴고 실시하는 레그 레이즈 방식과, 다리를 굽혀 무릎을 가슴 앞으로 올리는 니 레이즈 방식으로 실시합니다. 일부에선 의자에 앉아 니 레이즈를 하기도 하는데, 다리만 올릴 뿐 골반을 말아 올리는 게 아니다보니 사실상 다리운동이 되어 복근운동으로서의 효과는 약합니다.

레그 레이즈의 기본은 다리를 수평까지 천천히 올리고 잠시 정지해버틴 후 내려갑니다. 하단에서는 다리를 밑으로 축 늘어뜨리지 않고 10%쯤 덜 내린 상태로 앞으로 뻗어 복근의 긴장을 유지합니다.

이때 다리를 앞으로 얼마나 뻗느냐에 따라 난이도가 달라집니다. 다리

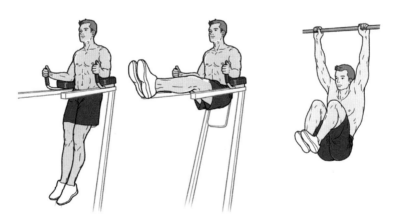

버티컬 레그 레이즈(왼쪽)와 행잉 니 레이즈(오른쪽)

를 완전히 펴고 올리는 방식은 모멘트암이 굉장히 길어지므로 코어 힘이 강하지 않으면 허리가 버티지 못하고 아치가 생기며 오리궁둥이가 됩니다. 이 자세에선 복근운동이 아니라 허리와 허벅지 앞면 운동이 되죠.

다리를 높이 올린다고 꼭 강한 운동이 되지는 않습니다. 모멘트암이 가장 긴 지점은 다리를 앞으로 뻗었을 때이고, 이 상태로 버티는 게 제일 힘듭니다. 행잉 레그 레이즈에서 발끝을 봉에 닿도록 최대로 올리는 변형을 토투바Toe To Bar라 부르는데, 복근을 많이 수축시키는 장점은 있지만 다리가 수평보다 더 올라가면 모멘트암은 줄어든다는 함정도 있죠. 그러니 토투바로 '천천히' 올리거나, 아니면 수평까지만 올라가서 잠시 버티거나 둘 중 하나를 택일해야 합니다.

이때 허리가 버티지 못하고 아치가 생긴다면 다리를 펴고 하기보다는 무릎을 접어 올리는 니 레이즈Knee-Raise 방식을 쓰는 편이 복근에 집중하기에 유리합니다. 니 레이즈 방식에서는 허리를 새우등으로 말면서 골반 아래를 당겨 올려서 무릎이 가슴에 닿을 정도로 복부를 최대로 수축시킵니다.

버티컬 레그 레이즈에서 가장 흔한 잘못은 앞서 말한 것처럼 허리에 아치가 생기면서 오리궁둥이가 되는 경우입니다. 코어가 약하다는 의미이니 뒤에 나올 할로우바디 홀드나 롤아웃 등의 코어 운동을 병행하거나, 등받이가 있는 치닝디핑 등을 이용합니다.

또 한 가지 잘못은 상체를 뒤로 휙 젖히며 반동으로 다리를 올리는 동작입니다. 무리해서 토투바를 시도할 때 특히 잘 나오는 자세죠. 버티컬 레그 레이즈에서는 이름 그대로 상체는 수직으로 늘어뜨린 상태로 내내 유지해야 합니다.

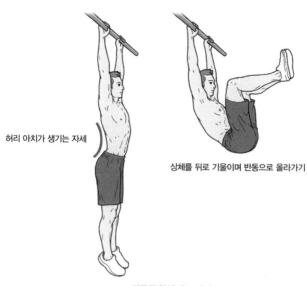

허리 아치가 생기는 자세

상체를 뒤로 기울이며 반동으로 올라가기

잘못된 행잉 레그 레이즈

파이크와 롤아웃

운동 성격	적합 레벨	주된 반복 수	표적 근육
복합성 운동	중급~상급	10회 이상	코어 전반

파이크와 롤아웃은 엎드린 상태로 실시할 수 있는 비교적 강도 높은 코어 운동입니다. 파이크는 엎드린 자세에서 양발에 TRX 등의 서스펜션 기구, 슬라이딩 패드 등을 대고 몸을 ㅅ자로 접는 동작으로, 복직근 위주의 코어 근육을 적극적으로 수축시키는 운동입니다. 버티컬 레그 레이즈에서 상하를 뒤집어놓은 운동이죠. 내 엉덩이와 상체 무게가 부하가 됩니다. 다른 대부분의 복직근 운동처럼 상단에서 허리와 골반을

앞으로 둥글게 말아줍니다.

정자세 파이크는 그림처럼 다리를 곧게 펴고 실시하지만 코어 힘이 부족해 너무 힘들다면 무릎을 굽혀 모멘트암을 짧게 하면 난이도가 낮아집니다. 그 뒤에 다리를 뻗고 하는 연습을 합니다.

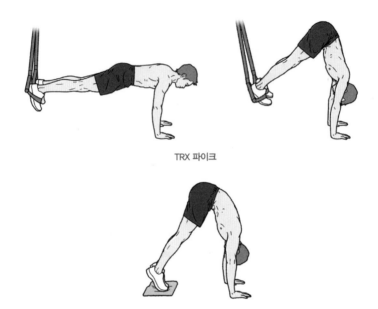

TRX 파이크

미끄러운 바닥과 수건을 이용한 파이크

롤아웃은 움직이는 부위가 발이 아니라 손입니다. 바퀴가 달린 전용 휠이나 슬라이딩 디스크, 링이나 TRX, 미끄러운 재질의 천 등 바닥을 구르거나 미끄러질 수 있는 물체를 손에 잡고 몸을 수평에 가깝게 기울였다가 다시 세웁니다.

원칙적으로는 롤아웃도 파이크처럼 몸 전체를 복근에서 접어야 하지만 실제로는 어깨나 코어의 과도한 부담 때문에 무릎을 대고 몸을 앞으로 기울였다가 올라오는 방식으로 실시합니다. 이렇게 되면 복근과 코어는 적극적으로 수축하기보다는 버티는 방식으로 단련하게 되죠.

롤아웃은 앞서 다룬 '플로어 풀다운'(207쪽 참조)과 혼동하기 쉬운데, 플로어 풀다운은 손의 위치를 고정하고, 등 근육을 써서 몸통을 머리 쪽으로 끌어올리는 운동이지만, 롤아웃은 몸을 기울이고 버티는 운동입니다. 롤아웃에서도 '어느 정도' 등 근육을 쓰고, 플로어 풀다운에서도 '어느 정도' 코어 근육을 쓰기 때문에 기능적으로는 둘의 교집합이 있는 것도 사실입니다.

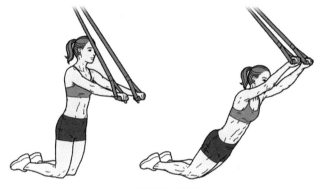

TRX를 이용한 롤아웃

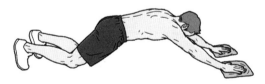

미끄러운 바닥과 수건을 이용한 롤아웃

파이크와 롤아웃 모두 동작 내내 몸통과 팔을 곧게 유지하는 게 매우 중요합니다. 코어의 긴장이 풀리면 허리가 뒤로 꺾이면서 아치가 생기거나, 반대로 몸을 어정쩡하게 접어서 하기 쉬운데 몸을 '곧게' 펴야 합니다.

두 종목 모두 코어를 강화하는 운동이지만 파이크는 크런치나 레그 레이즈처럼 복근을 선명하게 만드는 목적이 강하고, 롤아웃은 뒤에 나올 플랭크처럼 코어 전반의 지지력을 위주로 단련하므로 둘의 성격은 다소 다릅니다.

할로우바디 홀드

운동 성격	적합 레벨	주된 반복 수	표적 근육
복합성 운동	초급~상급	10~60초	코어 전반

할로우바디 홀드는 누운 상태로 몸의 위아래 말단을 곧게 펴서 쳐들고 코어만으로 지지하는 동작입니다. 할로우바디는 복근으로 코어를 단단히 수축시키고 골반 아랫부분을 당겨 허리부터 엉덩이까지 등판을 평평하게 만든 상태를 말하는데, 크런치나 레그 레이즈를 비롯해 앞서 말한 복근운동들에서의 기본자세이기도 합니다. 할로우바디 홀드는 그 상태를 일정 시간 유지(Hold)하는 훈련입니다.

복근을 위주로 한 코어 전반을 단련할 수 있으며, 몸통을 단단히 지지하는 기본기를 단련할 수 있어서 필자 개인적으로는 뒤에 나올 기본 플랭크보다 추천하는 운동입니다. 특히 근력운동을 할 때 몸이 뒤로 젖혀지며 허리에 아치가 생기거나, 복근운동에서 도무지 자극이 안 오는 분들에게 유용한 기능적 운동이 됩니다.

전체 버전은 초보 일반인에게는 다소 어려우므로, 여기서는 초보자도 가능한 버전의 턱 할로우바디 홀드 자세를 설명합니다.

❶ 준비자세 : 평평한 바닥에 무릎을 90도로 굽히고 똑바로 눕는다. 허리와 등판 전체가 바닥에 닿아 있어야 한다. 허리에 아치가 생겨 뒷면이 들떠서는 안 된다. **동작 내내 허리 뒷면이 '반드시' 바닥에 붙어 있어야 한다.**

❷ (숨을 절반만 내쉬면서) 골반 아랫부분을 앞으로 둥글게 말아 올리며 다리를 올린다. 동시에 견갑골 위를 말아 올려 바닥에서 떨어지게 한다. 팔은 다리 쪽으로 쭉 뻗는다. 고개는 앞으로 내밀거나 뒤로 젖히지 말고 몸통과 같은 방향을 유지한다. 허리 뒷면은 '반드시' 바닥에 붙어 있어야 한다. 숨은 참지 말고 얕은 호흡을 유지한다.

❸ 버틸 수 있는 만큼 버틴 후 ❶로 원위치하면 1세트가 된다. 잠시 쉬고, 5세

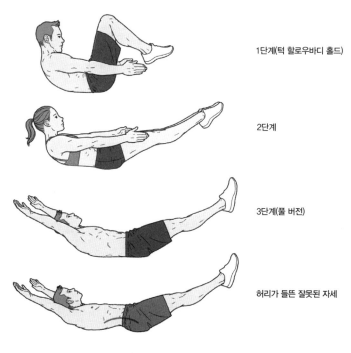

1단계(턱 할로우바디 홀드)

2단계

3단계(풀 버전)

허리가 들뜬 잘못된 자세

난이도별 할로우바디 홀드

트 이상 반복한다. 한 회에 30~60초 이상 버틸 수 있다면 어려운 버전으로 옮겨간다.

할로우바디 홀드에서의 핵심은 등판부터 골반까지 둥글게 말아 올라갔느냐입니다. 등판이 둥글게 말리지 않으면 허리 뒷면이 바닥에서 뜨기 때문에 '앗, 잘못되었네'를 바로 알 수 있습니다. 앞서 적은 턱 할로우바디 홀드가 30초간 가능해지면 좀더 난이도 높은 버전으로 올라갑니다.

턱 할로우바디 상태에서 다리를 쭉 뻗어주는 것이 2단계입니다. 다리의 모멘트암이 더해지며 난이도가 올라갑니다. 이때도 허리 뒷면이 뜨지 않게 주의합니다. 두 발을 붙여 곧게 펴는 것이 중요하며, 발끝을 까치발처럼 내밉니다. 다리를 위로 쳐들수록 쉬워지고, 바닥에 가깝게 내릴수록 힘들어지므로 허리 뒷면이 뜨지 않는 범위에서 조금씩 낮춰 난이도를 높여갑니다. 허리질환이 있거나 골반의 전방경사(S자 허리)가 심하다면 다리를 뻗는 부분은 생략하고 3단계의 팔을 뻗는 부분만 추가합니다.

2단계로 30초 이상 지속할 수 있게 되면 3단계로 팔을 쭉 펴서 슈퍼맨처럼 머리 위로 뻗습니다. 이 자세가 할로우바디 홀드의 풀 버전이 됩니다.

발끝이 바닥에 닿기 직전까지의 상태로 30~60초간 버틸 수 있게 되면 그 상태로 위아래 천천히 까딱까딱 운동을 하는 '할로우바디 락' 동작을 수행할 수도 있습니다. 할로우바디 홀드 자세를 유지하며 온몸을 요람처럼 흔드는 것을 명심합니다. 이보다 더 강한, 마니아 스타일의 코어 운동을 하고 싶다면 이 책에서 다루지 않은 L싯이나 프론트 레버 로우(197쪽 참조) 등 고난이도 동작으로 넘어가기도 합니다.

플랭크

운동 성격	적합 레벨	주된 반복 수	표적 근육
복합성 운동	초급~중급	15~30초	코어 전반

플랭크는 한때 국내에서 최고의 복근운동(?)으로 알려지며 선풍적인 인기를 끌었습니다.

그런데 소문과 달리 복직근, 복사근을 미용적으로 단련하는 운동은 아닙니다. 코어 주변의 근신경에 '코어에는 이렇게 힘을 주어라'라는 운동 패턴을 연습시키는, 흔히 말하는 기능성 운동이죠. 허리가 구부정해지거나 자주 다치는 분들의 교정 및 재활, 허리를 많이 쓰는 운동에서의 워밍업 용도입니다. 식스팩을 만들어주거나 살을 빼는 운동과는 거리가 멉니다. 운동을 아주 안 하던 분이라면 코어의 탄력은 조금 높일 수 있겠지만요.

플랭크Plank는 '나무판자'라는 의미로, 배와 허리에 힘을 주고, 나무판처럼 평평하게 엎드린 상태로 버티는 운동입니다. 두 발을 모은 상태에서 팔은 90도로 접어 팔꿈치와 전완으로 바닥을 받칩니다. 견갑골은 앞뒤로는 중립 상태에서 옆구리 쪽으로 하강시켜 등 전체에 힘이 빡 들어가게 합니다. 초보자의 경우 허리를 곧게 편 자연스러운 중립 상태로 실시합니다.

주의할 점은 엉덩이 위치입니다. 의미가 '판자'인 만큼, 엉덩이를 하늘로 쳐들거나 바닥으로 늘어뜨려선 안 됩니다. 고개는 척추와 같은 방향을 향하며, 위로 쳐들거나 바닥으로 숙여선 안 됩니다. 등은 평평한 상태를 유지해야 합니다.

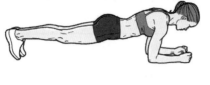
보통 난이도의 중립 플랭크

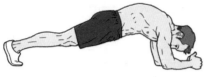
난이도 높은 할로우바디 플랭크

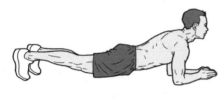
엉덩이가 처진 잘못된 플랭크

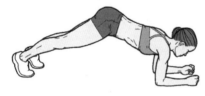
엉덩이가 올라간 잘못된 플랭크

플랭크

일단 자세를 잡았으면 15초 이상, 최대로는 1분 정도 실시합니다. 어떤 이들은 플랭크를 몇 분, 몇십 분 한다고 말하지만 사실 허리에 힘을 주는 과정 자체를 훈련하는 게 목적이므로 기본 플랭크 자세로 무작정 오래 버티는 건 운동 효율 차원에서 시간낭비입니다. 건강한 사람의 주된 운동이라기보다는 재활이나 보조운동 성격이므로 1분 이상 지속할 수 있는 건강한 청장년이라면 난이도 높은 다른 운동으로 바꾸는 편이 좋습니다.

플랭크 내에서 강도를 높이고 싶다면, 특히 기본 플랭크보다 복직근을 더 단련하고 싶다면 앞서 다룬 할로우바디를 이용한 플랭크가 유용합니다. 할로우바디 홀드를 위아래 뒤집었다고 보면 되는데, 골반-허리-등-머리까지를 최대한 둥글게 말고 플랭크를 실시합니다. 몸이 앞으로 말리면서 복직근이 바싹 긴장하는데 그 상태로 버텨야 합니다. 팔꿈치를 머리 위로 내밀수록 난이도는 더 높아지지만 무리하면 어깨에 부담이 실리므로 주의합니다.

05
최소한의 기구로 할 수 있는 유산소운동

이미 우리에게 잘 알려진 유산소운동들이 있습니다. 달리기나 걷기, 자전거타기, 수영 등이죠. 이외에는 로잉머신처럼 최근에 부각되고 있는 소위 '컨디셔닝운동'이 있는데, 유산소운동과 근력운동의 경계에 있는 운동입니다. 컨디셔닝운동은 방법에 따라 유산소 성격을 강하게 할 수도, 근력운동 성격을 강하게 할 수도 있습니다.

여건만 허락한다면 순수한 유산소성 운동은 야외에서 하는 편을 권합니다. 어렵게 따로 배울 필요도 없고, 신발 한 켤레만 있다면 딱히 돈이 드는 운동도 아니니까요. 하루 딱 30분 정도만 투자해서 '숨이 차는 운동'으로 해 주면 됩니다.

이 책에서는 그런 운동이 어려운 경우를 대비해 실내에서, 큰 비용 부담 없이 할 수 있는 유산소운동 또는 컨디셔닝운동을 알려드리려 합니다.

댄스(중강도)

현관 밖으로 나가지 않고도, 도구 없이 맨몸으로도 할 수 있는 가장 쉽고 좋은 운동입니다. 단, 공동주택의 경우는 층간소음이 문제가 될 수 있으니 매트와 운동화 정도는 갖추기를 권장합니다.

예술이나 취미 차원에서 정말로 춤을 멋지게 잘 추기를 원하는 분이라면 전문 강사에게 교습을 받아야겠지만, 유산소운동이 목적이라면 굳이 그럴 필요는 없습니다. 집에서 방문 잠그고 동영상 사이트 하나 틀어놓고 막춤 버전으로 따라 해도 심혈관 단련이나 칼로리 소모 차원에서는 거의 뒤지지 않습니다. 필자인 저 역시 심각한 몸치이자 춤치였고 지금도 마찬가지인데, 실내에서 운동할 때는 로잉머신과 함께 댄스를 가장 많이 애용하죠.

유산소 목적의 댄스는 줌바 댄스, 태보, 에어로빅 댄스 등 여러 검색어로 찾을 수 있는데, 어차피 댄서가 되려는 게 아니니 닥치는 대로 따라해 봐서 흥이 나고, 잘 맞춰서 출 수 있다면 족합니다. 댄서나 아이돌이 되려고 추는 게 아니니까요. 스트레스 해소는 덤입니다.

운동 차원에서의 댄스는 상·하체를 모두 사용하는 전신 계열 동작이다 보니 걷기 같은 저강도 운동보다 에너지도 훨씬 많이 사용합니다. 일부 단체에서는 수영이나 달리기보다도 많이 쓴다고 광고하는데, 실제로 그 정도는 격렬히 운동하는 전문 댄서의 영역입니다.

일반인이 부담 없이 따라하는 수준의 에어로빅, 줌바 댄스는 걷기와 빠른 달리기의 중간 정도인 조깅 수준의 열량을 소모할 수 있습니다. 댄스에 따라 난이도가 제각각이지만 체중 kg당 6~8kcal/h 정도를 기

권장하는 구성

댄스는 한 곡에 3~4분으로 이루어지며, 휴식 시간은 30초~1분을 넘기지 말고 연속으로 실시합니다. 한 세션에 30분 이상 지속할 것을 권장합니다.

대할 수 있죠. 체중 80kg의 남성이라면 1시간 쉼 없이 연속으로 출 때 480~640kcal 정도라고 볼 수 있지만, 댄스의 특성상 3~4분 단위로 끊어서 춘다는 점을 고려하면 이보다는 다소 낮게 봐야 합니다.

계단오르기(중강도~고강도) ▬▬▬▬▬▬

집 가까운 곳에서 할 수 있는 매우 실용적인 운동입니다. 공동주택이라면 집 앞 계단에서 할 수 있고, 직장에서나 출퇴근길에도 가능합니다. 단순히 계단을 걸어 오르는 운동은 느린 달리기 수준의 강도가 될 수 있고, 뛰어 오르거나 인터벌 방식으로 수행하면 선수급의 운동 고수들까지도 실신하게 만들 만큼 고강도 운동이 됩니다.

❶ 상체를 앞으로 기울일수록 추진력이 생기는 대신 무릎에는 부담이 실린다. 몸을 숙일수록 무릎도 앞으로 나가게 되니 무릎이 발끝보다 나가지 않는 선에서 상체를 가능한 세운다.

❷ 발을 윗단으로 올려 디딜 때는 '발의 바깥날 → 뒤꿈치' 순서로 자연스럽게 구르듯 무게를 싣는다. 발끝은 11자에 가깝되 '아주 약간' 벌어져야 발의 날 부분으로 디디기에 유리하다.

❸ 윗단을 디딘 후, 앞발의 엉덩이와 햄스트링에 힘을 주어 '지면을 밑으로 밟아 내린다'는 느낌으로 올라간다. 무릎 힘이 아닌 고관절의 힘으로 올라간다. 힘을 주는 순간 무릎이 안쪽으로 모아지지 않도록 주의한다.

❹ 뒷발은 자연스럽게 따라 올라가며, ❷의 방법으로 다시 윗단을 디딘다.

계단오르기는 '유산소운동＋하체를 단련하는 근력운동' 성격을 겸하고 있죠. 역학적으로는 워킹 런지와 유사합니다. 하지만 근력운동의 런지와 달리 계단오르기는 목적지가 정해져 있다 보니 무리해 수행하다가 자세가 무너지기도 쉽습니다. 무릎 관절에도 부담이 실리기 때문에 자세에 각별히 주의해야 하죠.

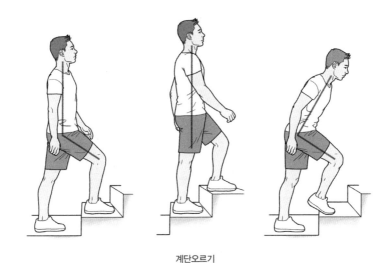

계단오르기

그런데 계단을 오르는 것 말고, 내려가는 것도 운동이 될까요? 계단을 내려가는 운동 혹은 내리막을 가는 동작은 근육이 늘어나면서 힘을 받는, 소위 '네거티브 운동'입니다. 이런 운동은 운동 효과 대비 근육통이 오기 쉽고, 운동 효과도 올라가는 것에 비해 상대적으로 떨어집니다. 비만하거나 무릎이 이미 안 좋다면, 내려갈 층수가 많다면 걸어 내려가는 건 권하지 않습니다.

반면, 무릎이 튼튼하고 내려가야 할 층수가 5층 이하라면 운동의 맥을 끊지 않기 위해 빠르게 걸어서 내려가는 편이 나을 수도 있습니다. 피치 못하게 계단을 내려간다면 새끼발가락 쪽 앞부분부터 디디고, 뒤꿈치를 다음에 디딥니다. 뒤꿈치가 닿는 순간, 무릎을 살짝 굽히면서 내려가는 충격을 흡수합니다. 즉 발목과 무릎에서 2차에 걸쳐 충격을 완화하며 내려갑니다. 발바닥 전체 혹은 뒤꿈치부터 '철푸덕' 디디는 동작은 관절에 매우 좋지 않습니다.

권장하는 구성

계단오르기는 관절과 근육의 부담 때문에 오랜 시간 연속으로 하기는 어렵습니다. 체력이 아주 약하다면 3층 정도를 걸어 오른 후, 30초 정도 쉬고 다시 오르기를 반복합니다.

익숙해지면 한 번에 올라가는 층수를 조금씩 늘려갑니다. 느려도 좋으니 쉬지 않고 오르는 것을 목표로 합니다. 오른 후에는 엘리베이터를 이용해 내려와 같은 운동을 반복합니다.

걷기와 계단오르기를 섞어서 하면 부담을 덜 수 있습니다. 10층 계단을 쉼 없이 오른 후, 엘리베이터로 내려와 건물을 한 바퀴 돌고, 다시 계단을 오르는 동작을 30분간 반복합니다.

체력이 뒷받침된다면 고강도 인터벌 트레이닝 방식으로 실시합니다. 5층 이상을 뛰어서 오르고, 2층을 걸어서 올라갑니다. 꼭대기까지 올라간 후, 엘리베이터를 타고 내려와 다시 반복합니다.

큰 걸음으로 두세 칸씩 뛰어오르는 동작은 그 자체를 훈련한다면 몰라도 유산소운동 차원에서는 위험한 동작입니다. 유산소운동으로 한다면 짧은 걸음으로 한 단씩 콩콩콩 빠르게 오르는 것을 권장합니다.

스텝박스 운동(저강도~중강도)

집에서 유산소운동으로 제자리걸음이나 훌라후프 등을 하는 분이 많지만 둘 다 운동 효과는 미미합니다. 소파에 앉아 TV만 보느니보다는 낫겠지만 운동이라고 말하기는 어렵습니다.

제자리걸음이 효과가 없는 건 추진력을 낼 필요가 없기 때문입니다.

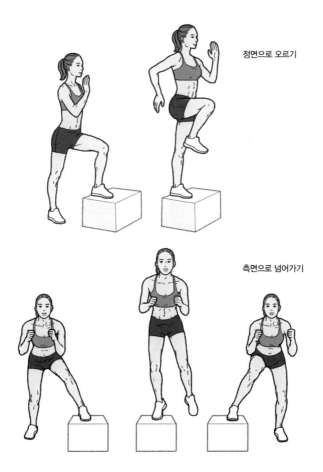

정면으로 오르기

측면으로 넘어가기

여러 가지 스텝박스 운동

에너지를 소모하려면 체중 전체를 위아래나 앞뒤로 움직이는 동작이 필요한데, 제자리걸음은 그저 다리만 움직일 뿐이니까요. 이때 필요한 도구가 스텝박스입니다. 아주 낮은 의자나 체중을 받칠 수 있는 납작하고 단단한 상자도 가능합니다. 스텝박스는 강도를 낮춘 계단오르기 운동으로 볼 수 있는데, 보통 세 가지 방법으로 수행합니다.

- 한 걸음 올랐다가 뒷걸음으로 내려오기
- 디뎌서 넘어갔다가 되돌아오는 왕복 운동
- 옆걸음으로 넘어갔다가 되돌아오는 왕복 운동

스텝박스를 디딜 때는 앞서 계단오르기와 같은 방식으로 디딥니다. 높이를 조절하면 강도 조절도 가능하죠. 파워 워킹을 할 때처럼 팔 동작도 의식적으로 크게 휘둘러야 몸 전체의 움직임이 커지면서 강도를 높일 수 있습니다. 스텝을 충분히 빠르게 하면 빠른 걷기 운동과 유사한 강도와 효과를 볼 수 있습니다.

스텝박스에서 주의할 점은 줄곧 한쪽 발만으로 올라가서는 안 된다는 점입니다. 모든 사람은 왼쪽과 오른쪽 중 잘 쓰는 발이 따로 있기 때

권장하는 구성

스텝박스 운동은 강도가 높지 않고, 단순한 동작의 반복이라 집중해서 실시하기 어렵고, 지루함을 느끼기도 쉽습니다. TV를 보거나 음악을 듣는 등 다른 활동을 하면서 리듬에 맞춰 앞뒤, 좌우를 번갈아 실시합니다. 20~30분 이상 실시합니다.

문에 무의식중에 동작을 수행하면 특정한 발로만 계속 올라가게 됩니다. 의식적으로 왼발과 오른발을 1대1로 번갈아 사용해야 합니다.

발벌려뛰기(점핑잭, 중강도)

대한민국에서 군대를 다녀온 분이라면 다 아는 PT체조 6번 동작입니다. 정식 명칭은 발벌려뛰기이고, 영어로는 점핑잭이라 하죠. 아무 도구나 준비도 필요 없고, 동작이 단순하고 난이도도 낮아 TV를 보다가, 공부하다가 찌뿌듯할 때 등 평소에 틈틈이 할 수 있습니다.

　점프와 동시에 다리를 벌려 디디고, 손을 머리 위로 치켜들었다가 처음 상태로 되돌아오는 단순한 동작의 반복입니다. 팔다리를 모두 사용하기 때문에 걷기나 가벼운 자전거 타기보다 높은 열량을 소모할 수 있습니다.

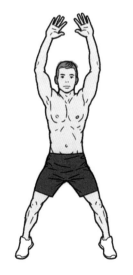
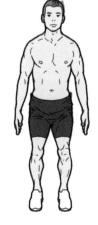

발벌려뛰기

단점이라면 바닥의 진동입니다. 맨발보다는 운동화를 신고, 바닥 완충 매트를 깔고 실시하기를 권합니다. 비만하거나 관절이 약하다면 굳이 높이 뛰려 하지 말고 발끝이 닿은 채로 바닥을 미끄러뜨리며 실시해도 됩니다.

착지할 때가 중요한데, 뒤꿈치부터 쿵쿵 디디면 소음이 심할뿐더러 관절에도 좋지 않습니다. 시끄러운 운동은 이웃의 불평만 문제가 아니라 당장 내 무릎에도 좋지 않습니다. 발끝부터 착지해 마지막에 무릎을 살짝 굽혀 충격을 완화하면 이웃집도 행복하고, 관절도 행복합니다.

또한 착지할 때 무릎이 안쪽으로 무너지며 모아지기 쉬운데, 무릎 방향이 발끝과 일치해야 한다는 원칙은 여기서도 통합니다. 무릎은 의식적으로 옆으로 벌려줍니다.

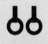

권장하는 구성

발벌려뛰기는 인터벌 방식으로 실시하며, 초보자는 한 세트에 20~30회 실시하고, 20초 정도 쉽니다. 익숙해지면 세트당 횟수와 세트 수를 조금씩 늘려 나갑니다. 총 20~30분 실시합니다.

케틀벨 스윙(중강도~고강도)

이 운동은 '케틀벨'이 필요합니다. 덤벨로 대체할 수는 있지만 역학적인 특성이 달라지기 때문에 가능하면 케틀벨을 씁니다. 케틀벨은 가격도 비싸지 않고, 일단 있으면 팔방미인으로 쓸 곳이 많으므로 하나쯤 마련하기를 권합니다. 성인 남성은 나이와 체격, 체력과 운동 경력에 따라 8~16kg, 여성은 4~8kg 정도로 시작합니다.

케틀벨 운동의 대표 주자인 스윙은 이름 그대로 케틀벨을 들고 '스윙', 즉 앞뒤로 진자운동을 하며 흔드는 동작으로, 엉덩이와 등, 허벅지 뒤쪽을 집중 단련합니다. 에너지 소모는 앞서 소개한 운동들과는 비교도 되지 않을 만큼 높아서 빠른 달리기 수준에 육박합니다. 큰 공간이 필요 없고 소음·진동이 없다는 것도 홈트에서 큰 이점이 됩니다.

❶ 준비자세1 : 허리를 곧게 편 상태에서 엉덩이를 뒤로 빼 상체를 숙이고 케틀벨을 잡는다. 견갑골은 하강해 고정하며, 앞뒤로는 중립을 유지한다. 동작 내내 허리를 곧게 유지해야 한다.

❷ 준비자세2 : 케틀벨을 바닥에서 살짝 띄우고, 다리 사이로 짧은 백스윙을 해서 발동을 건다.

❸ 케틀벨이 진자 운동으로 방향을 바꾸려는 순간 엉덩이에 힘을 주어 힘차게 앞으로 내민다. '팔에 매달린' 케틀벨은 반동을 받아 앞으로 진자운동을

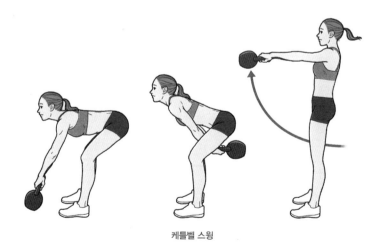

케틀벨 스윙

해서 가슴까지 올라간다. 상체는 직립하며, 뒤로 젖히지 않도록 주의한다.

❹ 다시 케틀벨이 내려와 백스윙으로 다리 사이로 돌아가고, ❸의 스윙을 반복한다.

이 운동에서 중요한 것은 엉덩이를 뒤로 밀었다가 앞으로 '탁' 수축하는 반동으로 케틀벨이 딸려 올라가게 한다는 점입니다. 역학적으로 보면 루마니안 데드리프트와도 유사하죠. 이때 팔에는 케틀벨을 놓치지 않을 정도의 힘만 줍니다. 팔은 '케틀벨과 몸통을 잇는 줄'에 불과합니다. 케틀벨을 어깨나 팔 힘으로 '들어' 올리거나, 허벅지 힘으로 앉았다 일어나며 올려선 안 됩니다. 이 운동의 주된 힘은 엉덩이에서 나옵니다.

케틀벨 스윙은 몸 후면을 집중적으로 쓰는 운동이기 때문에 몸 전면을 많이 쓰는 푸시업이나 버피, 스쿼트 계열과 짝을 이루면 좋은 조합이 됩니다.

케틀벨 스윙에서 주의할 사항들은 아래와 같습니다.

엉덩이와 코어에 순간적으로 힘을 주어 빠르게 움직이는 만큼, 동작 내내 허리를 곧게 유지하는 게 매우 중요합니다.

전통적인 케틀벨 스윙에서는 가슴 위까지는 들지 않습니다. 견갑을 하강하므로 그 이상 올리면 어깨의 안정이 풀리면서 부상을 입기 쉽습니다. 다만 크로스핏 등 일부 단체에서는 케틀벨을 머리 위까지 휘두르는 소위 '아메리칸 스윙'을 실시하기도 하는데, 어깨 부상의 위험이 커서 일반적으로는 권장하지 않습니다. 정강이는 동작 내내 수직을 유지해야 합니다. 무릎을 앞으로 내밀고 앉았다가 일어나는 방식으로 하면 스윙이 아니라 스쿼트나 마찬가지가 됩니다.

불가리안 백 스핀(중강도~고강도)

불가리안 백은 목동이 양을 등에 짊어지는 모양을 형상화해 만들었다는 기구입니다. 불가리안 백도 케틀벨처럼 무게중심이 한쪽에 쏠려 있는 도구라서 '크게 휘두르는' 동작에 유리합니다. 케틀벨과 달리 물렁한 재질이라 떨어뜨리거나 몸에 맞아도 상관없다는 것이 장점입니다. 다만 케틀벨보다 크기가 크고, 반드시 양손으로 잡아야 한다는 게 단점입니다. 실내의 좁은 공간에서도 가능하고, 소음·진동이 없어 홈트로도 유용합니다.

역학적인 특성이 비슷한 만큼 불가리안 백으로도 케틀벨처럼 스윙을 할 수는 있습니다. 하지만 크기 때문에 키가 아주 크지 않다면 다리 사이로의 백스윙 동작이 다소 어렵습니다. 때문에 스윙보다는 몸 주변으로 360도 돌리는 '스핀'이 더 유용합니다.

발은 어깨너비 정도로 넓게 디디고, 상체를 세우고 코어를 탄탄히 유지해야 합니다. 고개 방향은 백의 방향을 따라 움직이며, 양쪽 발에 리드미컬하게 번갈아 무게중심을 실으며 회전하는 힘을 냅니다. 백은 몸

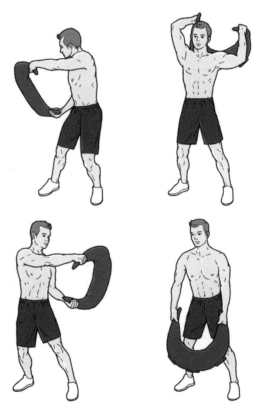

불가리안 백 스핀

에 최대한 붙인 상태로 회전해야 안정적인 동작이 나옵니다. 몸에서 멀어지면 중심을 잃을 수 있으므로 주의합니다.

주의할 점은 땀이 많이 흐르면 미끄러지기가 쉽습니다. 양끝 손잡이 윗부분에 바느질이 되어 우묵한 지점이 있는데, 그곳을 엄지 끝으로 꾹 눌러 잡으면 잘 미끄러지지 않습니다.

불가리안 백 스핀은 지금까지 적은 유산소나 컨디셔닝운동과 달리 상체와 코어, 어깨 주변을 많이 활용합니다. 하체에서 무게중심을 다이나믹하게 이동하며 힘을 내지만 충격이 가해지거나 직접 움직이는 것은 아니므로 비만하거나 무릎관절이 좋지 않은 사람도 할 수 있는 게 장점이죠. 단, 허리에는 다소 부담이 될 수 있으므로 허리 상태에 따라 신중하게 판단합니다. 운동능력이 낮은 초보자를 기준으로 중간 체구 여성은 5kg, 남성은 8kg 정도의 백으로 시작하면 무난합니다.

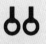

권장하는 구성

불가리안 백 스핀도 인터벌 방식에 적합한 운동입니다. 좌우방향으로 번갈아 60초간 스핀을 수행하고, 30초간 호흡을 가다듬은 후 다시 합니다. 총 8~12세트 반복하면 워밍업과 마무리운동을 포함해 총 운동 시간은 20분 정도가 됩니다.

버피(고강도)

버피는 과거 미군의 체력시험이었던 버피 테스트 중 '스쿼트 쓰러스트

Squat Thrust'라는 종목입니다. 테스트에서도 이 한 종목이 워낙 극악으로 힘들어 결국 이 종목에 버피라는 이름까지 붙게 됩니다. (세간에 흔히 쓰이는 버피 '테스트'는 시험을 말하는 잘못된 어휘입니다.) 버피에도 여러 방식이 있는데, 여기서는 엉덩이를 많이 쓰고 스쿼트 성격을 강화한 방식으로 소개합니다.

❶ 준비자세 : 양발을 어깨너비로 넓게 디디고 쪼그려 앉는다. 발바닥 전체로 바닥을 디디며, 양손은 양 무릎 안쪽으로 바닥을 짚는다.

❷ 두 다리를 동시에 뒤로 보내어 '엎드려뻗쳐' 자세를 취하고 푸시업을 실시한다. 이때 두 다리는 11자로 붙인다.

❸ 두 다리를 동시에 앞으로 당겨 ❶의 상태로 원위치시킨다.

❹ 번쩍 일어나며 힘차게 수직 점프를 하고 발끝부터 바닥을 디뎌 착지한다. 처음부터 반복한다.

버피는 딱히 기구는 필요 없지만 소음·진동의 우려가 있기 때문에 공동주택이라면 매트 정도는 필요하고, 맨발보다는 운동화를 신고 수행하는 게 좋습니다. '악마의 운동'이라고 불릴 만큼 강도가 높으면서도 자세 자체는 단순해서 구사하기 쉽습니다. 상체와 하체를 모두 사용하기 때문에 단시간에 고강도의 운동을 수행해야 하는 인터벌 트레이닝에 이상적인 종목입니다.

버피에서 유일하게 '덜' 쓰이는 부위가 등과 엉덩이인데, 턱걸이나 케틀벨 스윙과 짝을 지으면 서로의 약점을 보완하는 좋은 조합이 됩니다.

버피를 원칙대로 하자면 초보 일반인은 10회도 힘든 경우가 많습니다. 체력도 체력이거니와, 푸시업 자체를 한 개도 못 하는 사람도 많죠.

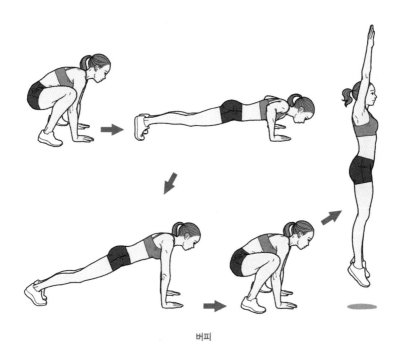

버피

이때는 푸시업에서 다리를 벌리거나 무릎을 대고 합니다. 같은 날에 푸시업 등의 다른 가슴운동을 한다면 버피에서는 푸시업 단계를 생략할 수도 있습니다.

비만하거나 관절이 약한 사람은 엎드린 상태에서 다리를 앞뒤로 이동할 때와 수직으로 점프를 할 때 무릎에 부담을 느끼기도 합니다. 이때는 두 다리를 한 번에 옮겨 디디지 말고 한 다리씩 순서대로 앞뒤를 디디는 '슬로우 버피'로 합니다. 점프가 부담스럽다면 마지막 점프도 생략하고 대신 맨몸 스쿼트처럼 일어나는 자세로 합니다.

위의 설명에서는 스탠스가 넓어서 무릎이 팔꿈치보다 바깥에 위치합니다. 이 자세가 스쿼트에서 엉덩이를 쓰기는 좋지만 손의 위치가 푸시업에는 불리합니다. 스쿼트에서 다리를 많이 쓰면서 푸시업을 제

대로 하고 싶다면 무릎이 팔꿈치보다 안쪽으로 가도록 자세를 취할 수
도 있습니다.

크로스핏 등 일부 단체에서는 푸시업을 정자세로 수행하지 않고 상
체를 뒤로 젖히는 치팅을 쓰며 일어나기도 합니다. 횟수를 중시해서
나오는 자세지만 근력운동을 중시하는 관점이라면 최적의 방식은 아
닙니다.

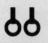

권장하는 구성

버피는 고강도 인터벌 운동에 최적화된 종목입니다. 운동 전후 최소한 5분 이상의
워밍업과 마무리운동은 필수입니다.
초보자라면 '10회 실시-40초 휴식'을 10세트 반복합니다. 워밍업과 마무리운동을
포함해 총 운동 시간은 20분 정도입니다.
체력이 어느 정도 갖춰졌다면 '20회 실시-40초 휴식'으로 7~10세트 반복합니
다. 총 운동 시간은 25분 정도입니다.
체력이 강하다면 '20초(약 7~10회) 실시-10초 휴식'을 8세트 반복하는 타바타 방
식으로 할 수 있습니다. 총 운동 시간은 15~20분 정도입니다.

리버스 우드촙(중강도) ▄▄▄▄▄▄▄▄▄▄▄

우드촙이라는 이름은 Wood(나무)+Chop(쪼개다)의 의미로, 도끼로 장작
을 패는 동작에서 유래했습니다. 단, 물체를 밑으로 내리는 동작은 중
력과 같은 방향이라 운동이 되지 않기 때문에 훈련에서는 그 역방향
인, 아래에서 대각선 방향으로 물체를 힘껏 들어올리는 '리버스 우드

촙' 동작을 활용합니다.

이때 중량으로는 덤벨이나 메디신 볼, 배낭이나 물통, 무거운 책 등 두 손으로 잡을 수 있는 것이면 무엇이든 됩니다. 초보 때는 무게 없이 양손을 깍지 끼고 하는 것만으로도 운동이 됩니다. 이 운동은 하체보다는 코어와 상체를 위주로 사용하기 때문에 비만하거나 무릎이 좋지 않아도 할 수 있습니다. 허리에는 다소 부담이 될 수 있으니 척추에 문제가 있다면 동작을 느리게 하거나 다른 종목을 권장합니다.

❶ 준비자세 : 다리를 어깨너비로 벌린 후, 두 손으로 물체를 잡고 똑바로 선다.

❷ (숨을 들이마시며) 무릎을 굽히면서 상체를 숙여 두 손을 한쪽 무릎 밖으로 내린다. 체중은 손이 간 다리 쪽에 실린다.

❸ (숨을 내쉬면서) 힘이 들어간 쪽 무릎을 펴면서 팔을 대각선 방향의 머리 위로 힘차게 올린다. 팔을 올린 쪽 다리로 빠르게 체중을 옮겨 싣는다. 동작이

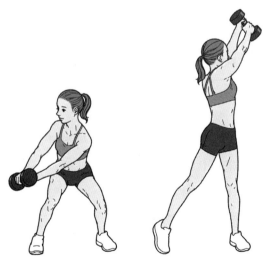

덤벨 리버스 우드촙

완수되면 ❷를 반복한다.

❹ 한쪽 방향으로 목표한 횟수만큼 수행하면 반대편 방향으로 다시 같은 횟수를 수행한다.

권장하는 구성

리버스 우드촙도 인터벌 방식에 적합한 운동입니다. 다른 운동에 비해 중량물의 이동 거리가 매우 길다 보니 중량과 횟수 외에 동작 속도에 따라서도 운동 강도가 달라집니다.

초반에는 맨몸으로 양손을 깍지 낀 채 느린 동작으로 좌우 각각 30회 하고, 40초 휴식합니다.

맨몸으로 자세가 잡히면 가벼운 중량을 들고 느린 속도로 좌우 각각 20회 하고 1분 휴식합니다.

익숙해지면 중량을 높이고 빠른 속도로 좌우 각각 20회 하고 30초 휴식합니다.

마운틴 클라이머(중강도)

마운틴 클라이머Mountain Climber는 버피와 쌍벽을 이루는 대표적인 맨몸 컨디셔닝운동입니다. 등산가가 절벽을 오를 때의 자세를 수평으로 눕혀 놓았다고 해서 이런 이름이 붙었습니다.

자세 자체는 단순합니다. 엎드려뻗쳐 자세에서 양발을 번갈아 가슴 앞쪽으로 당겨서 발끝으로 빠르게 탁탁 짚어주는 것이죠. 상체가 수평이 되도록 자세를 잡고, 척추는 중립이나 할로우바디 상태를 유지합니다. 엉덩이가 하늘로 치켜 올라가지 않도록 주의합니다. 공동주택의 실내에서 실시한다면 소음·진동 문제가 있으니 매트를 깔고, 운동화를 신기를 추천합니다.

마운틴 클라이머는 버피보다 강도가 낮아 체중이 많이 나가거나 관절이 약한 사람도 할 수 있지만, 무릎과 어깨에 다소 부담이 되고 소음·진동 문제도 생길 수 있죠. 푸시업바를 사용하면 어깨 부담을 줄일 수 있습니다. 가슴 앞으로 발끝을 당긴 후 바닥을 디디지 않고 원위치로 돌아가면 힘이 덜 들고 난이도가 낮아집니다.

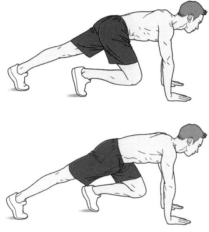

바닥에서 하는 기본 마운틴 클라이머

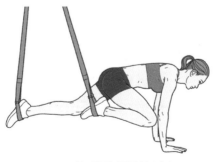

TRX를 이용한 마운틴 클라이머

링이나 TRX 등 서스펜션 기구가 있다면 양 발끝을 서스펜션 기구에 걸고 하면 무릎 부담을 줄일 수 있고, 코어와 복근을 강화할 수 있습니다. 바닥을 아예 디디지 않기 때문에 소음·진동이 없어지는 것도 홈트에서 장점이 됩니다. 다만 유산소운동 성격은 약해지고 코어의 근력운동에 가까워집니다.

마운틴 클라이머는 코어와 하체 앞면을 주로 쓰기 때문에 상체를 쓰는 운동, 몸 뒤편을 쓰는 운동과 짝을 지어서 실시하면 밸런스를 맞추기 좋습니다.

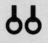

권장하는 구성

마운틴 클라이머는 팔에 체중을 실은 상태로 실시하기 때문에 어깨 부담 문제로 장시간 지속하기는 어렵습니다. 무조건 횟수를 늘리기보다는 중간에 짧은 휴식을 넣어 인터벌 방식으로 수행하거나 다른 운동과 결합해 서킷 트레이닝으로 활용하기에 적합합니다.

순수하게 마운틴 클라이머로만 운동한다면 '30회 실시-40초 휴식'의 사이클을 8~12세트 반복합니다.

서킷으로 실시한다면 리버스 우드촙이나 발벌려뛰기처럼 서서 하는 운동과 번갈아 실시합니다. 마운틴 클라이머로 20~30회 실시 후, 일어나서 우드촙이나 발벌려뛰기를 같은 횟수 실시하고, 다시 마운틴 클라이머 세트를 반복합니다.

이보다 강도를 높이고 싶다면 버피와 결합해서 할 수 있습니다. 버피 중 푸시업 단계를 실시한 후, 마운틴 클라이머를 10회 정도 이어서 하고 버피의 나머지 동작을 완수합니다.

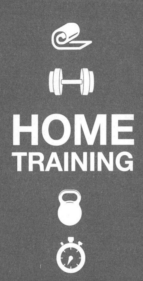

HOME
TRAINING

상황별

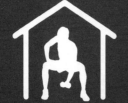

HOME
TRAINING

홈트
프로그램

운동 전반을 계획할 때는 어떤 운동을 하는지도 중요하지만 그 운동들을 어떻게 엮어서 진주 목걸이를 만드는지도 중요합니다. 피트니스 업계의 격언 중에서 '엉터리 프로그램도 없는 것보다는 낫다'는 말이 있습니다. 특히 근력운동은 종목도 많고 각각의 특성이 뚜렷하게 다르기 때문에 운동 프로그램을 바르게 짜는 것이 매우 중요하죠.

홈트라고 예외는 아닌데, 헬스장 운동보다 종목과 구성에서 제약이 많다는 점을 빼면 운동 프로그램의 원칙 자체는 똑같습니다. 이번에는 홈트 관점에서 목적과 신체 상태에 따른 주의점과 예제를 제시해 봅니다.

01
정상 체중인 직장인과 학생의 홈트

심하게 비만하지 않고, 직장이나 학업에 대부분의 시간과 노력을 투자하는 일반인의 경우입니다. 전 국민의 절반 정도는 여기에 해당하지 않을까 합니다. 건강에 심각한 위협을 느끼는 수준은 아니기 때문에 남 앞에서 드러낼 수 있는 멋진 몸매를 가지려는 미용 목적이 가장 많고, 체력적 한계를 느껴 운동을 시작하려는 분들도 많습니다. 취미로 하는 다른 운동에서 경기력을 높이기 위해 부수적으로 근력운동, 유산소운동을 추가하기도 합니다.

이런 분들의 홈트 목적은 최소한의 시간과 노력을 투자해 최대의 효과를 내는 것입니다. '시간은 얼마든지 투자할 수 있으니 당장 몸짱이 되고 싶다'는 과욕을 부리는 경우도 있지만, 현실에서는 1시간 하던 운동을 2시간으로 늘린다고 효과가 2배가 되기는 고사하고 거꾸로 과로나 부상으로 손해만 볼 수도 있습니다.

심지어 하루 두 번 운동하는 분들도 있는데, 운동선수라면 모를까 직업을 가진 일반인이라면 휴식 부족으로 얼마 못 가 체력적인 한계에 부딪치기 십상입니다. 필자도 그런 상담들에는 '아무리 길어도 하루 90분 이내로 빡세게 운동하고, 남는 시간에 그냥 자거나 어학공부를 하는 게 낫다'고 답하곤 하죠.

이런 분들에게 권장하는 운동 프로그램의 조건은 아래와 같습니다.

권장하는 구성

❶ 권장하는 운동 횟수는 주당 3~6회 사이. 주당 최소 하루에서 이틀은 아무 운동도 하지 않고 푹 쉰다.

❷ 주당 3회 운동한다면 '무분할 근력운동+본인 체력에 맞는 유산소운동 20~30분'을 한 세션에 연이어 실시한다.

❸ 주당 4회 운동한다면 하루는 '상체 근력운동+고강도 유산소운동 20분', 하루는 '하체 근력운동+저강도 유산소운동 30분'을 주 2회 번갈아 실시한다.

운동 시간이 40~50분 이내로 짧다면 하루는 '전신 근력운동'을, 하루는 '컨디셔닝운동이나 고강도 유산소운동'을 번갈아 주 2회 실시한다.

❹ 주당 5회 운동한다면 '상체 근력운동+고강도 유산소운동 20분'을 3일, '하체 근력운동+저강도 유산소운동 30분'을 2일 실시한다.

운동 시간이 짧다면 '전신 근력운동'을 3일, '컨디셔닝운동이나 고강도 유산소운동'을 2일 격일로 실시한다.

❺ 주당 6회 운동하고, 전반적인 체력을 중시한다면 '전신 근력운동'과 '저강도 및 고강도 유산소운동 30~50분'을 격일로 번갈아가며 주 3회 수행할 수 있다.

근육량과 몸매 관리를 중시한다면 '상체 근력운동+고강도 유산소운동 20분', 다음날에는 '하체 근력운동+저강도 유산소운동 30분'을 실시해 주 3회 반복한다.

운동 시간이 짧고, 근육량을 중시한다면 첫날은 '상체 근력운동', 다음날은 '하체 근력운동', 다음날은 '유산소운동 30분'을 돌아가며 주 2회 실시한다.

02
비만한 직장인과 학생의 다이어트 홈트

비만인에게 운동의 목적은 '원칙적으로는' 건강 지표 개선입니다. 체중을 줄이지 않아도 운동 자체만으로도 건강 지표는 개선되기 시작합니다. 하지만 이 정도는 나이가 있는 분들이나 건강 문제로 발등에 불이 떨어진 분들의 주된 관심사일 테고, 그런 문제를 아직 체감하지 못하는 상당수 젊은 분들은 건강 이슈보다는 미용을 위한 체중감량이 목적입니다.

체중 감량은 운동보다는 식사 관리가 우선입니다. 아무리 좋은 운동 프로그램도 잘못된 식사 습관을 감당할 수 없죠. 특히나 이미 비만하다면 운동능력이나 관절 보호 차원에서 강도 높은 운동을 할 수 없기 때문에 더더욱 식사가 중요합니다.

종종 비만한 분들이 당장 살을 확 빼버리겠다는 욕심으로 하루에도 몇 시간씩 그것도 걷기처럼 효과도 적은 운동에 매진하곤 하는데, 안 하는 것보다는 좋겠지만 투자한 시간과 노력 대비 성과는 그리 좋지 않습니다. 비만한 분들은 무리한 운동으로 부상을 입을 위험도 정상 체중인 분들보다 훨씬 높습니다.

비만인의 감량 운동은 식사 관리를 한다는 전제 하에 근육량을 보존하고, 운동 후 조금이라도 탄탄한 몸매를 갖기 위한 일종의 보조요법에 불과합니다. 무거운 체중 자체가 근골격계에 부담이 되기 때문에 종목 선택에도 주의할 필요가 많죠.

비만한 분들이 홈트로 운동 프로그램을 짤 때 제가 권장하는 운동 구성은 아래와 같습니다.

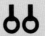

권장하는 구성

❶ 비만이 아주 심해 일상생활이 힘든 초고도비만 상태라면 전문가의 조언을 받지 않는 이상 구체적인 운동 프로그램으로 실시하는 것은 권하지 않는다. 식사 관리와 일상에서 최대한 많이 움직이는 생활패턴이 우선이다. 이를 통해 적어도 30분 이상 연속으로 무리 없이 걸을 수 있는 '일반적인 비만' 수준으로 체중을 낮춘 후 운동을 고려한다.

❷ 비만인의 운동은 몰아서 하기보다는 짧게라도 자주 실시하는 편이 좋다. 따라서 주당 4~6회 정도의 운동을 권장한다. 주당 최소 하루는 완전히 쉰다.

❸ 주당 4회 운동이 가능하다면 '무분할 근력운동+유산소운동'을 3회 실시하고, 저강도의 컨디셔닝운동을 이용한 서킷 프로그램을 1회 실시한다.

　운동 시간이 30~40분 이내로 짧다면 '컨디셔닝운동 70%+유산소운동 30%'만으로 4일 모두를 구성한다.

❹ 주당 5회 운동이 가능하다면 '전신 근력운동+유산소운동'을 3일, 컨디셔닝운동을 이용한 프로그램을 2일 실시한다.

　운동 시간이 30~40분 이내로 짧다면 '전신 근력운동'과 '컨디셔닝 혹은 유산소운동'을 격일로 실시한다.

❺ 주당 6회 운동이 가능하다면 '전신 근력운동+유산소운동'과 '컨디셔닝운동을 이용한 서킷이나 인터벌'을 격일로 번갈아 3사이클 수행한다.

　운동 시간이 30~40분 이내로 짧다면 '전신 근력운동'을 하루, '컨디셔닝운동을 이용한 서킷이나 인터벌 혹은 유산소운동'을 하루로 잡아 격일로 실시한다.

03
체중과 근육량을 늘리려는 홈트

홈트로는 가장 장벽이 높은 것이 체중 증가입니다. 근육량 증가는 기본적으로 고강도의 근력운동이 필요한데 기구 없이 하는 운동으로는 빨리 한계가 오기 때문이죠. 하지만 최소한의 기구를 갖추고, 올바른 홈트 방법을 활용한다면 일반인 기준에서 몸짱이 되는 정도까지는 별반 차이가 없습니다.

이때는 체중을 감량할 때와 마찬가지로 식사 관리가 중요합니다. 마른 분들이 운동만 열심히 하고 잘 먹지 않으면 '자글자글하지만 결국은 그냥 마른 몸'을 벗어나지 못합니다. 홈트는 특성상 맨몸운동 비중이 높을 수밖에 없는데 내 몸이 가벼운 만큼 똑같은 운동도 난이도가 낮고, 그만큼 성장도 더딥니다. 따라서 운동 강도를 높이는 변형 운동들을 적극적으로 활용해야 합니다.

평소에는 홈트밖에 못 한다고 해도 주말에는 기구를 갖춘 퍼블릭 헬스장, 관공서 등의 공공 운동시설을 1일권으로 이용하는 것도 권장합니다. 고중량 바벨운동 등을 주당 딱 하루라도 더해줄 수 있다면 운동 효과에서는 괄목할 만한 차이가 생깁니다.

유산소운동에서도 장시간 걷거나 뛰는 것 같은 '체중 증가를 방해하는 운동'은 가능한 한 피하고, 짧고 굵게 끝낼 수 있는 고강도의 컨디셔닝운동이나 인터벌운동을 위주로 짜야 하죠.

권장하는 구성

❶ 마른 사람에게 너무 잦은 운동은 체중과 근육량 증가에 도움이 되지 않는다. 또한 홈트의 특성상 운동 강도가 낮다 보니 너무 띄엄띄엄 하는 것도 좋지는 않다. 결국 둘 사이의 균형점이 필요한데, 주당 4~5일 정도가 이상적이다. 주당 최소 이틀은 완전히 쉰다.

❷ 주당 4회 운동한다면 '상체 근력운동+15~20분 이내 고강도 유산소운동'과 '하체 근력운동'을 격일로 실시한다. 마른 사람에게는 운동 시간이 짧은 건 크게 문제가 되지 않는다.

❸ 주당 5회 운동한다면 '상체 근력운동+15~20분 이내 고강도 유산소운동'을 3일, '하체 근력운동'을 2일 격일로 실시한다.

❹ 평소에는 홈트를, 주말 혹은 주중 특정일에만 헬스장을 이용할 수 있다면 둘을 병행하기를 권한다. 헬스장에서는 집에서 하기 힘든 3대 바벨 운동(벤치프레스, 스쿼트, 데드리프트)과 오버헤드 프레스에만 주력한다.

04
체력과 건강관리가 주목적인 홈트

모든 사람들이 보기 좋은 몸매를 위해 운동을 하는 건 아닙니다. 굳이 몸짱이 되겠다는 욕심 같은 건 없지만 계단만 올라도 헐떡대는 내 모습이 속상하고, 자꾸 나오는 배를 보니 왠지 5년 후, 10년 후가 걱정돼서 뭐라도 하고 싶은 분들도 있습니다.

생계나 사회생활에 부담을 주지 않는 수준에서 적절한 운동만 해도 몸짱까지는 아니어도 남들보다 건강하고 활동적으로 살 수 있습니다. 물론 어떤 식으로든 운동에 맛을 들이면 상당수는 눈이 높아져서 '이참에 몸짱도 되어 볼까?'라고 기준이 높아집니다. 그때는 헬스장에도 등록해 보고, 운동 방법도 바꿔 나가면 되지만 일단은 나중 문제이고요.

홈트는 이렇게 부담 없이 운동에 접근하려는 분들에게 가장 적합한 운동입니다. 건강 지표를 개선하기 위한 운동은 운동 마니아들이 생각하는 운동의 기준과는 다릅니다. 오랜 시간 헉헉대며 운동하거나 운동을 위해 거금을 들일 필요도 없습니다. 하체 근육이 건강 지표에 미치는 영향이 큰 만큼, 하체와 유산소운동에 절반은 할애하는 게 좋습니다.

여기에는 NEAT(Non-exercise activity thermogenesis)라는 방식을 적극적으로 활용할 수 있는데, 일부러 시간을 내어 운동하는 게 아니라 일상의 움직임을 최대한 운동으로 변형시키는 것이죠.

건강을 주목적으로 운동하는 분들께는 두 가지 방식을 권장합니다.

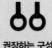

권장하는 구성

부담 없는 낮은 강도~중강도로 매일 30~50분 운동한다

주당 최소한 3일, 가능하다면 4~5일 정도는 꾸준히 운동합니다. 종목은 굳이 제한은 없지만 낮은 강도의 운동에 숨이 찰 정도의 중강도 운동을 섞으면 좋습니다. 하루에 달성해야 할 목표를 정하고 매일 완수합니다. 최근에는 스마트워치 등을 통해 하루의 운동량이나 보행 수를 측정할 수 있으니 기계의 도움을 받아도 좋습니다. 이때 제시할 수 있는 일일 목표의 예는 아래와 같습니다. 목표들은 하루에 수행할 총 합계입니다. 매일 같은 목표를 수행할 필요는 없으며, 그날그날 컨디션이나 일과에 따라 바꿔도 됩니다.

- 목표1(저강도) : 걷기나 댄스 30분+(무릎 대고) 팔굽혀펴기 총100번+스쿼트 총 100번
- 목표2(저강도) : 계단오르기 총 50층 이상+하루 총 걸음 6천보 이상+팔굽혀펴기 총 100번
- 목표3(저강도, NEAT) : 퇴근길 지하철이나 버스에서 2~3km 일찍 내려 남은 거리 걷기+고층 아파트나 빌딩 꼭대기 층까지 한 번 걸어서 올랐다가 집으로 내려오기+퇴근하고 옷 갈아입기 전 푸시업 100번 하기
- 목표4(중강도) : 계단 빠르게 뛰어서 오르기 총 70층 이상+하루 총 걸음 8천보 이상+팔굽혀펴기 총 100번+TRX 인버티드 로우 총 50회
- 목표5(중강도, NEAT) : 퇴근길 3km 걸어오기+집까지 계단 걸어 오르기+옷 갈아입기 전 런지 100회+팔굽혀펴기 총 100번+TRX 인버티드 로우 총 50회

팔굽혀펴기나 로우 등의 근력운동은 한 번에 연속으로 다 하라는 게 아니라 본인이 가능한 횟수만큼 나누어 총 횟수를 채우면 됩니다.

고강도로 아주 짧게 끝낸다

이 방법은 비교적 최근에 주목받고 있습니다. 단순히 건강과 체력을 위한 운동이

라면 꼭 장시간 실시할 필요는 없으며, 대신 숨이 턱에 닿을 만큼의 강한 자극을 최소한 하루에 한 번 이상, 2~5분 정도 해주면 됩니다. 워밍업과 마무리운동까지 포함해 총 15~20분 내외로 구성됩니다.

운동 시간을 대폭 절약할 수 있다는 장점은 있지만 운동 강도를 감당할 만큼의 건강 상태, 특히 무릎이나 허리 등의 근골격계에 큰 문제가 없어야 한다는 전제조건이 있습니다.

이때는 흔히 말하는 인터벌 방식, 즉 아주 고강도와 짧은 휴식을 번갈아 실시하는 방식을 씁니다.

[방법1] 실내운동

- 본인에게 익숙한 체조(국민체조, 도수체조 등) 5분
- 버피 20회 실시(1세트) – 제자리걷기 하며 20초 휴식
- 버피 20회 실시(2세트) – 제자리걷기 하며 20초 휴식
- 버피 20회 실시(3세트) – 제자리걷기 하며 20초 휴식
- 버피 20회 실시(4세트) – 제자리걷기 하며 20초 휴식
- 버피 20회 실시(5세트) – 제자리걷기 3분

[방법2] 운동할 계단이 가까이 있을 때

- 걷기 5분 이상
- 계단 뛰어오르기 10층 이상 – 엘리베이터로 내려오기
- 계단 뛰어오르기 10층 이상 – 엘리베이터로 내려오기
- 계단 뛰어오르기 10층 이상 – 엘리베이터로 내려오기
- 걷기 3분

[방법3] 야외 걷기와 전력달리기

20분간 야외 걷기 운동을 하되, 중간에 사람이 없는 코스를 선택해 딱 40초간 본인 체력에서 낼 수 있는 최대한의 속도로 달린다. 2~3번 반복하면 좋고, 오르막이면 더 좋다.

홈트의 정석

초판 1쇄 인쇄 2021년(단기 4354년) 6월 22일
초판 1쇄 발행 2021년(단기 4354년) 6월 30일

지은이 • 수피
펴낸이 • 심남숙
펴낸곳 • ㈜한문화멀티미디어
등록 • 1990. 11. 28. 제 21-209호
주소 • 서울시 광진구 능동로43길 3-5 동인빌딩 3층 (04915)
전화 • 영업부 2016-3500 편집부 2016-3507
www.hanmunhwa.com

운영이사 • 이미향
편집 • 강정화 최연실 | 기획 홍보 • 진정근 | 디자인 제작 • 이정희
경영 • 강윤정 조동희 | 회계 • 김옥희 | 영업 • 이광우

만든 사람들
책임 편집 • 강정화 | 디자인 • 오필민디자인 | 본문 그림 • 신은정
인쇄 • 천일문화사

ⓒ 수피, 2021
ISBN 978-89-5699-415-4 03510